高等院校医学实验系列教材

组织学与胚胎学实验教程

第2版

主　审　郭泽云

主　编　吴春云　赵　敏　曾洪艳

副主编　李娟娟　李　坪　张东葵　杨　力　袁　云　蒋寿平

编　委（按姓氏拼音排序）

郭　琨（昆明医科大学）　郭小兵（昆明医科大学）

郭泽云（昆明医科大学）　蒋寿平（云南经济管理学院）

李　坪（昆明医科大学）　李红娥（昆明医科大学）

李娟娟（昆明医科大学）　李晓文（昆明医科大学）

刘　锐（昆明医科大学）　彭宇婕（昆明医科大学海源学院）

吴春云（昆明医科大学）　杨　力（昆明医科大学）

杨丽娟（昆明医科大学）　姚亚民（昆明医科大学）

袁　云（昆明医科大学）　曾洪艳（昆明医科大学海源学院）

张东葵（昆明医科大学）　赵　敏（昆明医科大学）

科学出版社

北　京

内 容 简 介

本书精选了组织学切片光镜图、胚胎模型和人胚标本等共200多幅图。内容包括了四大基本组织和主要器官系统重要器官光镜下的图像以及胚胎早期发生的模型和人胚胎不同时期的标本。全书采用纸质内容与数字化切片录屏读片相结合的设计，既反映了组织学学科的特点，又反映了现代化教育的趋势，新增了切片自测题和参考答案，有利于学生自主学习、课后复习和自我检测，能有效提高教学效果。

本书适用于高等学校临床、影像、麻醉、法医、口腔、护理、预防、检验、营养卫生、药学、康复听力等专业学生使用，还可供病理学研究人员参考使用。

图书在版编目（CIP）数据

组织学与胚胎学实验教程 / 吴春云，赵敏，曾洪艳主编. -- 2版. 北京：科学出版社，2025. 6. (高等院校医学实验系列教材). -- ISBN 978-7-03-079966-1

Ⅰ. R32-33

中国国家版本馆CIP数据核字第2024GX1007号

责任编辑：李　植　李国红/责任校对：宁辉彩
责任印制：霍　兵 /封面设计：陈　敬

科学出版社 出版
北京东黄城根北街16号
邮政编码：100717
http://www.sciencep.com

三河市春园印刷有限公司
科学出版社发行　各地新华书店经销
*
2017年1月第　一　版　开本：787×1092　1/16
2025年6月第　二　版　印张：7
2026年1月第十一次印刷　字数：155 000

定价：49.80元

（如有印装质量问题，我社负责调换）

前　　言

组织学与胚胎学是一门重要的医学基础课程，作为形态学科，涉及大量的微细结构观察和描述，而实验课是理论联系实际学习、培养学生分析问题、解决问题的重要环节，其授课质量直接影响该门课的学习效果。本书充分利用昆明医科大学90年办学以来积累的优秀教学切片，结合现代化的全景数字化切片扫描系统和先进的电子科技手段，编写纸质版与数字化切片录屏相结合的实验教程，既反映了组织学学科的特点，又反映了现代化教育的趋势。

本书的编写按照学习目标、关键词、学习内容、复习思考、单元自测五个方面进行，其中，学习内容包括观察切片和示教切片，每张切片提出观察要点，对结构按照肉眼、低倍镜和高倍镜观察的顺序进行要点描述，最后结合理论知识和实验内容从不同角度提出一些复习思考题，加强了理论和实验的联系。本书纠正了第一版中的错误，更新了部分不典型的图片。此外，新增了单元自测，学生可分别通过扫描二维码进入自测题或参考答案页面，对所观察的组织切片进行自我检测，有利于学生自主学习和课后复习，提高教学效果。

本书精选了200多幅图，包括绪论、细胞、四大基本组织和重要器官光镜图像199幅，人胚早期发生的模型和人胚胎标本29幅图。本书图片精致清晰，配有相应的观察要点和文字说明，图文并茂，对重点掌握的组织切片配有切片录屏-读片的数字化资源作为支撑，编排顺序与理论教材基本一致，是学生上实验课的学习指导用书，也是课后的复习辅助教材。

本书适用于高等学校临床、影像、麻醉、法医、口腔、护理、预防、检验、营养卫生、药学、康复听力等开设相同课程的专业使用，同时也可作为教师备课和其他学科教师教学的参考用书。恳请各位同仁和学生多提宝贵意见，反馈使用信息，以使本书日臻完善。

吴春云

2024年8月

目　录

第一章　绪　　论

（Introduction）

组织学与胚胎学是两门形态学科。组织学是研究正常人体的微细结构及其相关功能的学科，而胚胎学是研究人体胚胎发育的学科。组织学与胚胎学实习是学习本门课程的重要环节之一，是学好组织学与胚胎学的重要途径。

【学习目标】

1. 能够说出显微镜的主要结构及使用方法。
2. 能够描述石蜡切片的制作过程。
3. 能够辨认 HE 染色切片的组织结构，并区分嗜酸性和嗜碱性结构。
4. 能够应用光学显微镜观察和辨认脊神经节的神经细胞、高尔基复合体。

【关　键　词】

组织学；胚胎学；石蜡包埋；HE 染色；PAS 反应

【学习内容】

一、实习目的

组织学与胚胎学是形态学科，要学好组织学与胚胎学，实验观察是必不可少的环节。

实习课在所学理论的指导下，学生应用显微镜独立观察组织器官的结构，通过切片观察、标本示教、模型和数字切片的观摩，掌握人体组织器官的基本知识以及理论与实践、平面与立体、结构与功能、静态与动态相结合的学习方法，培养分析问题、解决问题的能力，加深对所学内容的理解和记忆。通过实习，自己动手、独立观察，学生能熟练应用显微镜正确辨认各种组织和器官的形态结构，加深对理论知识的理解，使学生掌握理论联系实践的学习方法，培养学生独立观察、分析思考的能力，建立严谨的科学作风和科学态度。

二、实习方法

1. 课前预习与课后小结　在实习前复习有关的理论内容，预习实习指导，对实习内容有所了解，为上好实习课做好充分准备，这是提高实习的主动性和提高实习效果的关键。实习课后应当小结，把理论与实习所见融合一起，建立概念，加强记忆。这样便可使学习扎扎实实地循序渐进，学有成效。

2. 实习方法　对照实习指导，学生应用显微镜独立观察组织切片，同时利用实验室提供的示教片、模型、多媒体课件和教学橱窗的各种光镜和电镜照片等辅助手段观察学习，获得实验观察印证，进一步理解和加深对理论知识的掌握。观察切片时，要注意理论与实践、平面与立体、结构与功能、静态与动态相结合。实习过程中有教师负责指导和答疑。实习完后，完成绘图、描述或填图等作业。

三、石蜡包埋切片的制作

（一）切片制作要求

1. 尽可能保存组织生前的结构。
2. 标本要透明，可使显微镜下的光线通过。
3. 不同的结构在显微镜下必须显出不同的颜色。
4. 标本可长期保存以供长期观察。

（二）石蜡切片标本制作过程

1. 取材、固定 取材要求新鲜、正常，以保证所制标本结构的正常。所取组织块大小要适宜，组织块取出后应立即投入固定液，防止组织腐败或自溶，尽可能保存结构的成分。常用的固定液有 10% 的甲醛、Bouin 液、Zenker 液等。

2. 脱水 通常固定液多是水溶液，必须先脱去水分，为浸蜡创造条件。脱水剂通常是乙醇。组织通过逐步升高乙醇溶液的浓度，以去掉组织块内的水分，并完全由乙醇取代。脱水依次经过 70%、80%、90%、95% 乙醇溶液和无水乙醇。

3. 透明 因石蜡不溶于乙醇而溶于二甲苯，因而组织块经脱水后须再用二甲苯置换出乙醇。组织块浸入二甲苯后逐渐变得透明，故此步骤称为透明。

4. 浸蜡 将透明好的组织块置入在温箱内溶化的 56～58℃石蜡内，放置适当时间，使石蜡浸入组织并替换出二甲苯。

5. 包埋 在包埋器内倾入熔化的石蜡，将浸透蜡的组织块放到里面，摆好方位，使蜡液冷却凝固后，即得坚硬的组织蜡块，经过修整即可用于切片。

6. 切片、贴片 利用切片机进行切片，切片厚度通常为 8～10μm。切片时：①将组织蜡块固着在木托或金属上，再将蜡块托固定于标本固定台；②将磨好的切片刀固定于切片刀固定台，调好蜡块与刀的距离；③调整切片厚度调节装置；④转动机轮；即可得标本切片。取下切片，置于涂有一层蛋白甘油的载玻片上，使切片与载玻片牢固附着。

7. 染色、封固 染色的目的是使组织内的不同结构染上不同的颜色便于显微镜下观察。染色的方法很多，可根据研究目的选用。组织学教学标本最常用的最基本的染色是苏木精 - 伊红染色（HE 染色），又称常规染色法，此法可将细胞核染成蓝色，细胞质染成粉红色，细胞结构对比分明。组织学中还有其他染色方法，将在相应的实验内容中做介绍。

HE 染色的过程：

（1）脱蜡：将贴好的干燥切片置入二甲苯，以将石蜡脱净。

（2）下行乙醇到水：脱蜡后，切片用无水乙醇脱去二甲苯，然后依次经 95%、90%、80%、70% 乙醇溶液，最后入蒸馏水浸洗。

（3）苏木精染色：将蒸馏水浸洗后的切片放入苏木精染液中浸染。

（4）分色：切片由苏木精染液取出后，用自来水冲洗，使切片变蓝后，再用盐酸乙醇进行分色，脱去多余的染料。然后再用自来水冲洗，使之“返蓝”。

（5）伊红染色：切片用蒸馏水浸洗后，放入 1% 伊红染液，使胞质染为粉红色。

（6）上行乙醇脱水：切片经 70%、80%、90%、95% 乙醇溶液和两次无水乙醇脱水。

（7）透明：切片入二甲苯，使组织透光。

（8）封固：从二甲苯取出切片后，在组织上滴加适量树胶，上面再加一盖玻片封固即告完成。经过封固的标本即可供长期观察和保存。

四、光学显微镜的结构与使用

（一）双目光学显微镜的主要结构

1. 机械部分：镜座，镜臂，镜筒，物镜转换器，载物台，标本夹，推进器。聚焦粗，细调钮等（图 1-1）。

2. 光学部分：电光源、物镜（4×、10×、40×、100×）、目镜（10×）、聚光镜等（图 1-1）。

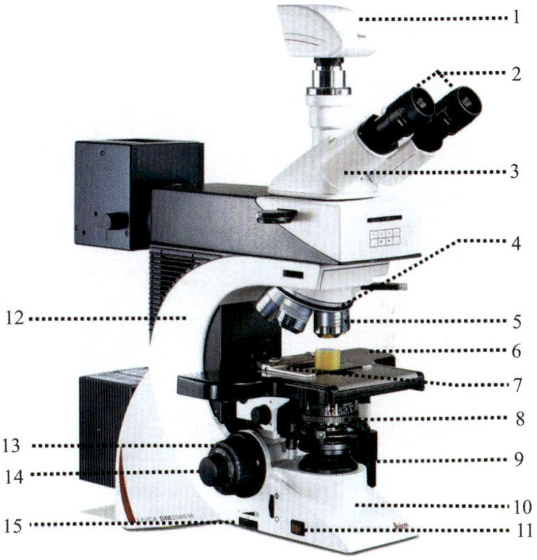

图 1-1　光学显微镜结构

1. 数码相机 2. 目镜 3. 镜筒 4. 物镜转换器 5. 物镜 6. 载物台 7. 标本夹 8. 聚光镜 9. 电光源 10. 镜座 11. 电源开关 12. 镜臂 13. 聚焦粗调钮 14. 聚焦细调钮 15. 亮度控制旋钮

（二）显微镜的使用方法

1. 放置：显微镜放于桌面，距桌沿不少于 3 公分，以保证显微镜安全。

2. 打开电光源，转动物镜转换器，对正低倍物镜。

3. 低倍镜观察：将标本放置在载物台上并用标本夹固定好（放置时，盖玻片朝上，载玻片向下放置），并把载玻片上的组织推移到载物台圆孔正中。观察时一边观察显微镜内的视野，一边缓慢调节聚焦粗调钮，至切片内的结构物像清晰为止。

4. 高倍镜观察：在低倍镜下将要观察的组织结构移到视野正中，调节聚焦细调钮至物像清晰。在低倍镜换高倍镜时要缓慢小心，大多数显微镜可在低倍镜原来位置上直接换成高倍镜，不需上升镜筒，但有些显微镜因为高倍镜较长，不能直接转换，此时需降低载物台后换高倍镜，在侧面一边用肉眼观察，一边将镜筒下降到标本距离镜头约 2～3mm 的位置，缓慢调节细调钮，使镜筒上升或下降，至物像清晰。观察完毕后，将高倍镜转成低倍镜，或升高镜筒，取下标本。

5. 观察标本顺序：先肉眼观察，了解所观察的组织是空腔性器官还是实质性器官、器官的外形、颜色等，再在低倍镜下观察器官的全貌，如果需要详细观察某种特殊结构的微细结构，可将该结构移到视野中心，转换高倍镜进行观察。一般可将低倍镜与高倍镜交叉使用，以全面观察和掌握组织和器官的形态结构特点。

五、观察切片

（一）神经细胞（脊神经节）（nerve cells in spinal ganglia），HE 染色，No.32

1. 观察要点　神经细胞形态与结构、细胞质与细胞核染色。

2. 肉眼观察 标本为脊神经节的纵断面，其外形为圆形或长条形。

3. 低倍镜观察 可见神经节内有许多大小不等、圆形的细胞聚集区域（图 1-2）。

4. 高倍镜观察 神经细胞胞体大而圆，细胞边缘为细胞膜存在的部位，在光镜下只能确认它的存在而分辨不出其结构；细胞质被伊红染为红色，存在于细胞膜与细胞核之间。在胞质内可见许多嗜碱性的颗粒状物，为尼氏体（Nissl body）；细胞核位于细胞中央，核膜和染色质均被苏木精染成蓝紫色，在细胞核的中央和偏中央部位有圆形染为或紫蓝色颗粒，为核仁。有的神经细胞周围有一空隙，是细胞收缩而致的人工假象。神经细胞周围有一层扁平或立方形细胞围绕，为卫星细胞，属于神经胶质细胞，其核较圆（图 1-3）。

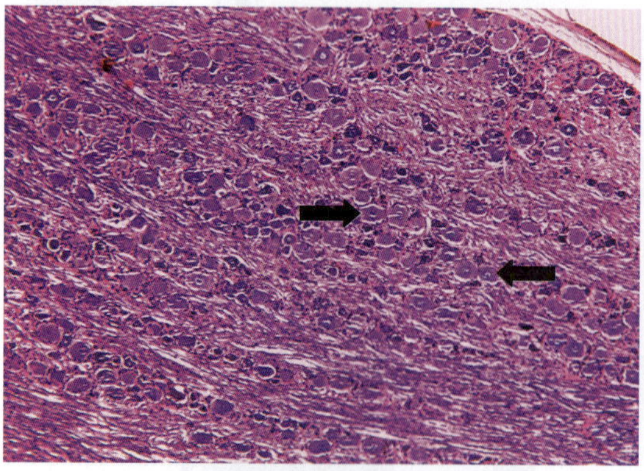

图 1-2 脊神经节（×40）

➡神经细胞

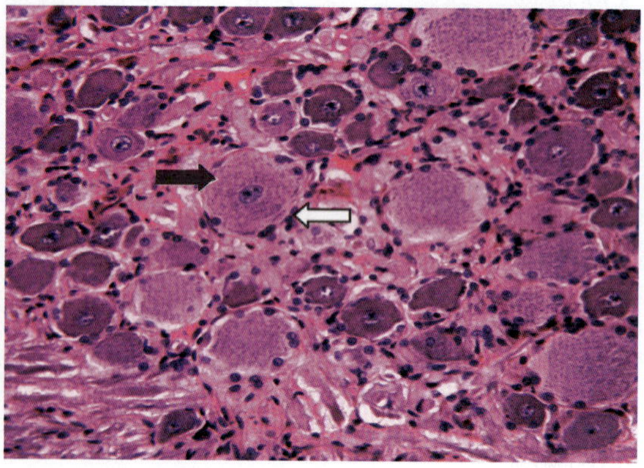

图 1-3 脊神经节（×400）

➡神经细胞 ⇨神经胶质细胞核

（二）高尔基复合体（Golgi complex），硝酸银染色，No.2

1. 观察要点 高尔基复合体。

2. 肉眼观察 切片呈长椭圆形，着深褐色。

3. 低倍镜观察 在脊神经节内，神经细胞多成群聚集，细胞体较大，胞体为圆形。

4. 高倍镜观察 神经细胞胞质中染为棕黑色细网（故亦称内网器）的结构即为高尔基复合体，网丝粗细不等，在切片上呈现或断或续，或连成网状（高尔基复合体含有大量的类脂质，能使硝酸银还原成为银的沉淀，从而显出高尔基复合体的形态和分布）。细胞核位于细胞中央，圆形，色浅（图 1-4）。

六、示教切片

肝糖原（hepatic glycogen），PAS 反应

1. 观察要点 糖原颗粒。

2. 肉眼观察 切片呈方形，染色较红。

3. 低倍镜观察 可见多边形的肝小叶，每个肝小叶中央为中央静脉，围绕中央静脉放射状排列的为肝板，肝板由肝细胞构成。选择肝细胞在高倍镜下观察。

4. 高倍镜观察 肝细胞体积较大，多边形，胞质内可见紫红色颗粒，此即为肝细胞内糖原通过 PAS 反应后形成的产物（图 1-5）。

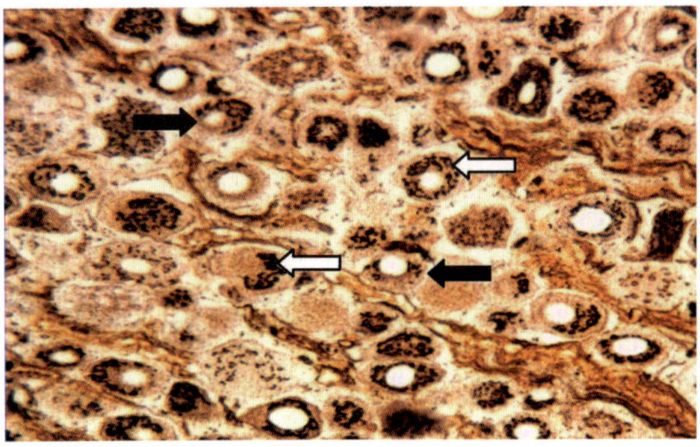

图 1-4　脊神经节（×400）

➡ 神经细胞 ⇨高尔基复合体

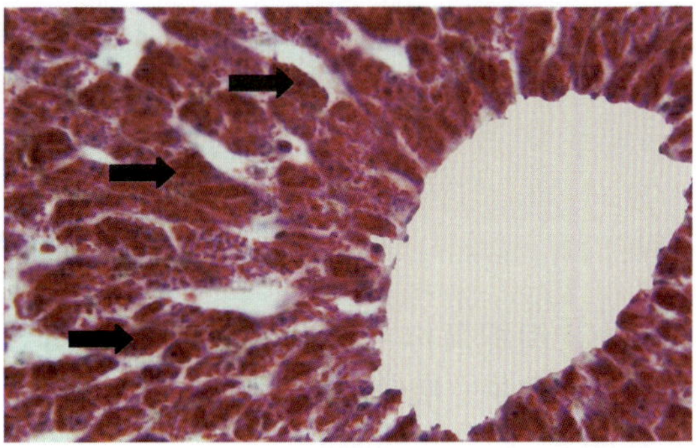

图 1-5　肝糖原（×400）

➡肝细胞内糖原颗粒

【复习思考】

1. 石蜡组织切片制作主要包括哪些步骤？
2. 组织学中最常用的染色方法是什么？什么是嗜酸性？什么是嗜碱性？
3. 光镜下如何识别细胞？

【单元自测】

（郭泽云）

自测题和参考答案

第二章 上皮组织
（Epithelial Tissue）

上皮组织简称上皮（epithelium），由规则密集排列的上皮细胞和少量细胞外基质组成，具有保护、吸收、分泌和排泄功能。主要分为被覆上皮和腺上皮。被覆上皮分布在体表及管、腔、囊的腔面。

【学习目标】

1. 能够在光镜下分辨单层柱状上皮和复层扁平上皮的光镜结构特点。

2. 能够在光镜下区分单层扁平上皮、单层立方上皮、假复层纤毛柱状上皮的结构特点。

3. 能够使用实验教程和数字化切片理解变移上皮的结构特点。

【关 键 词】

单层扁平上皮；单层立方上皮；单层柱状上皮；假复层纤毛柱状上皮；复层扁平上皮

【学习内容】

一、观察切片

（一）单层扁平上皮（simple squamous epithelium）侧面观，HE 染色，No. 76

1. 观察要点 单层扁平上皮的特点。

2. 肉眼观察 标本取材于肾，呈锥体形，染色深浅不同，染色较深的为皮质，较浅的为髓质。

3. 低倍镜观察 皮质部分切面可见大小不等呈圆形的结构，为肾小体（图 2-1）。

4. 高倍镜观察 肾小体由中央的血管球和周围的肾小囊构成。肾小囊壁层由单层扁平上皮构成，切面上，组成该上皮的细胞扁薄呈线状，胞核椭圆凸向腔面，胞质较少呈粉红，细胞界线不明显（图 2-2）。

（二）单层立方上皮（simple cuboidal epithelium），HE 染色，No. 76

1. 观察要点 单层立方上皮的特点。

2. 低倍镜观察 在肾髓质内，管腔较大的小管为单层立方上皮，这种上皮的细胞长、宽相当。

3. 高倍镜观察 此种上皮的细胞近正方形，细胞边界清晰，核位于中央，染色较深，胞质着色浅（图 2-3）。

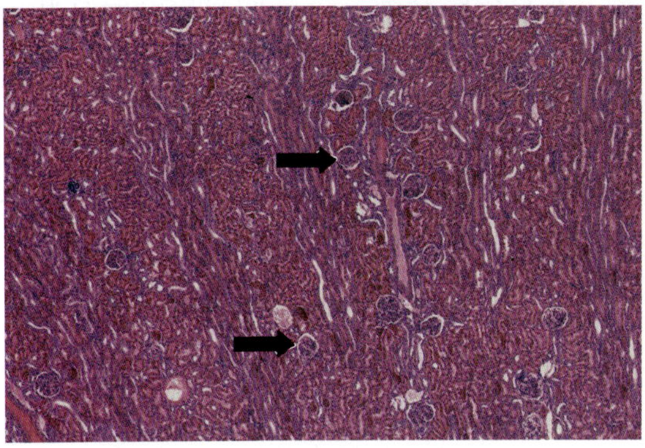

图 2-1　单层扁平上皮（×40）

➡肾小体

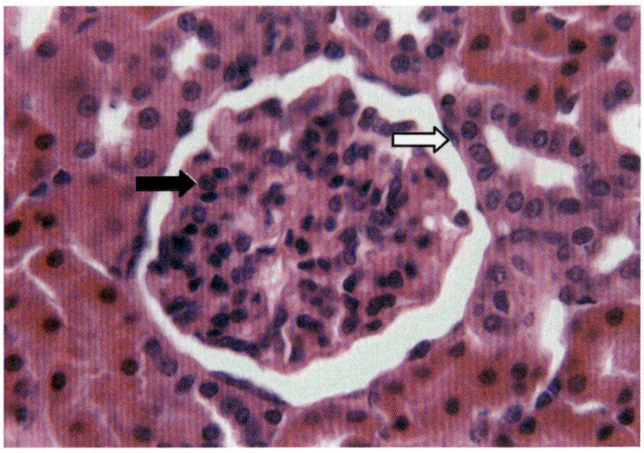

图 2-2　单层扁平上皮（×1000）

⇨单层扁平上皮　➡血管球

（三）单层柱状上皮（simple columnar epithelium），HE 染色，No. 8

1. 观察要点　单层柱状上皮的特点、纹状缘。

2. 肉眼观察　标本取材于胆囊，呈长条形，一侧有起伏，一侧较平整。

3. 低倍镜观察　染色稍深的一侧有起伏的突起，突起表面见一层排列紧密的柱状细胞即为单层柱状上皮。

4. 高倍镜观察　单层柱状上皮由柱状细胞构成，柱状细胞核呈椭圆形，着色深，近基底部，游离面有一层染色呈红色、厚薄均一的膜状物称为纹状缘（电镜下为微绒毛）。在柱状细胞间有红色丝状细线，为细胞外基质，构成细胞间的分界（图 2-4）。

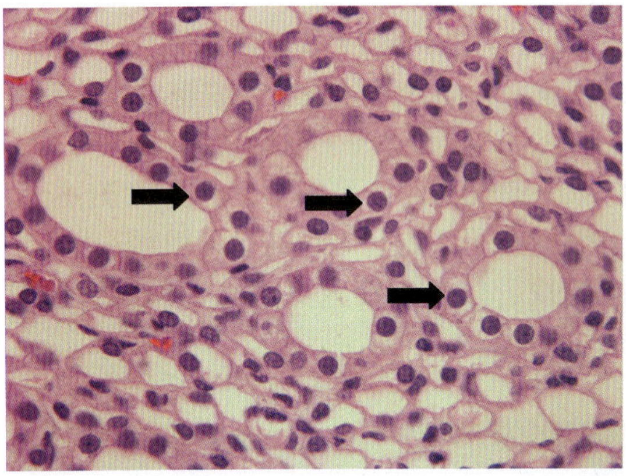

图 2-3　单层立方上皮（×400）

➡单层立方上皮

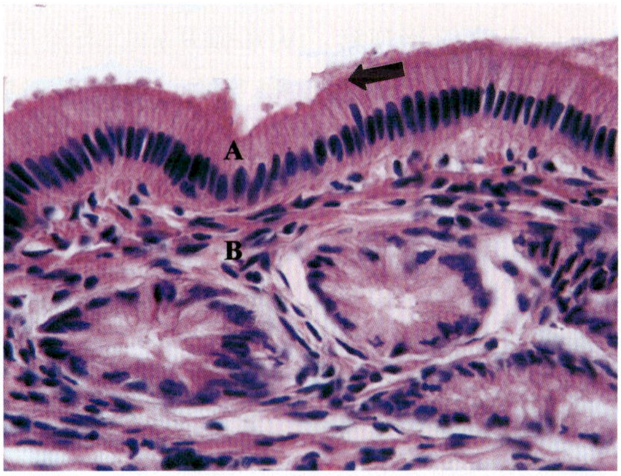

图 2-4　单层柱状上皮（×400）

A. 单层柱状上皮 B. 结缔组织 ➡纹状缘

（四）假复层纤毛柱状上皮（pseudostratified ciliated columnar epithelium），HE 染色，No. 66

1. 观察要点　上皮细胞的类型、柱状细胞、杯状细胞、纤毛。

2. 肉眼观察　标本呈环形或半环结构，为气管横切面，被覆腔面的薄层紫蓝色结构即为假复层纤毛柱状上皮。

3. 低倍镜观察　假复层纤毛柱状上皮的游离面和基底面都较整齐，基膜明显。其细胞核参差不齐，高低不一，排列形似复层。

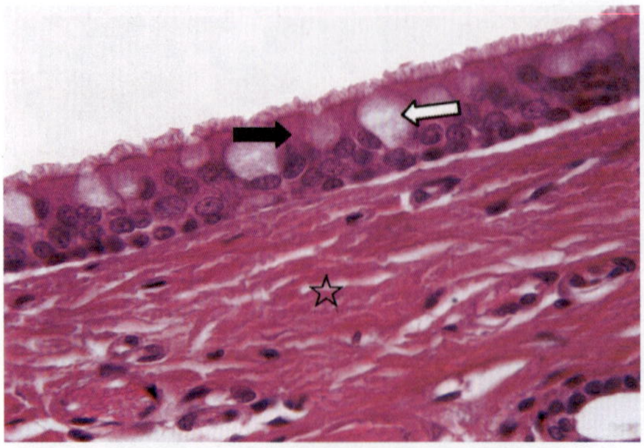

图 2-5 假复层纤毛柱状上皮（×1000）

➡柱状细胞 ⇨杯状细胞 ☆结缔组织

4. 高倍镜观察 分辨假复层纤毛柱状上皮的两种细胞。

（1）柱状细胞：一种基部较窄、顶部较宽的细胞，顶部到达腔面，核较大，椭圆形，染色浅，细胞游离面可见如细丝状的纤毛（图 2-5）。

（2）杯状细胞：存在于其他上皮细胞之间，呈圆形或椭圆形空泡状，空泡是胞质中的分泌颗粒（黏原颗粒）经制片而被溶解所致。细胞无纤毛，底部较细窄，细胞核见于底部较细窄的部分，染色较深，呈三角形或不规则形（图 2-5）。

（五）复层扁平上皮（stratified squamous epithelium）

1. 未角化复层扁平上皮（nonkeratinized stratified squamous epithelium），HE 染色，No. 9

（1）观察要点：基底层、中间层、表层细胞特点。

（2）肉眼观察：标本为食管的横切面，着色深的一侧近腔面，其表面为复层扁平上皮覆盖。

（3）低倍镜观察：复层扁平上皮为多层细胞构成，细胞形态和厚薄不一，与深层结缔组织交界处为基膜，基膜不平整，深部结缔组织呈不规则的乳头状突入上皮（图 2-6）。

（4）高倍镜观察：从基膜开始，由深层向腔面观察各层上皮（图 2-7）。

1）基底层：位于基膜上的一层排列密集的细胞，为立方或矮柱状，细胞界线不明显（图 2-7）。

2）中间层：基底层上方数层多边形细胞，细胞较大，核呈圆形，位于细胞中央，染色浅。多边形细胞向表面逐渐变扁，切片上细胞呈梭形，胞核着色深呈扁椭圆。

3）表层：位于上皮的浅层，由数层细胞构成，较梭形细胞更扁，似鳞状，胞核染色较深，呈扁平状或梭形。

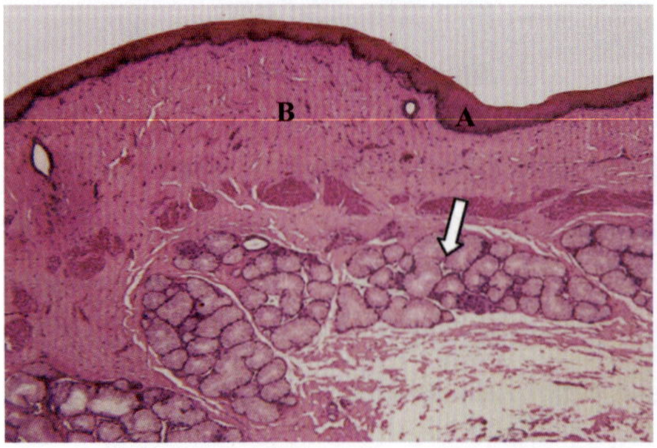

图 2-6 未角化复层扁平上皮（×100）

A. 未角化复层扁平上皮 B. 结缔组织 ⇨食管腺

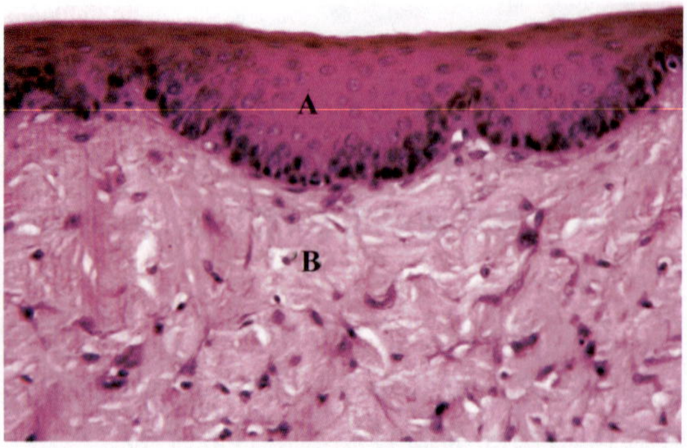

图 2-7 未角化复层扁平上皮（×400）

A. 中间层细胞 B. 结缔组织

2. 角化复层扁平上皮（keratinized stratified squamous epithelium），HE 染色，No. 71

（1）观察要点：基底层、中间层、表层细胞特点。

（2）肉眼观察：标本为指皮的切片，表面着色深的一侧为表皮，由角化的复层扁平上皮构成。

（3）低倍镜观察：角化复层扁平上皮较厚，也由多层细胞构成，与未角化的复层扁平上皮有相似之处，但浅层细胞的细胞核消失，细胞质充满呈嗜酸性的角蛋白（图 2-8）。

（4）高倍镜观察：观察与未角化复层扁平上皮的结构差异，尤其表层细胞的特点（图 2-9）。

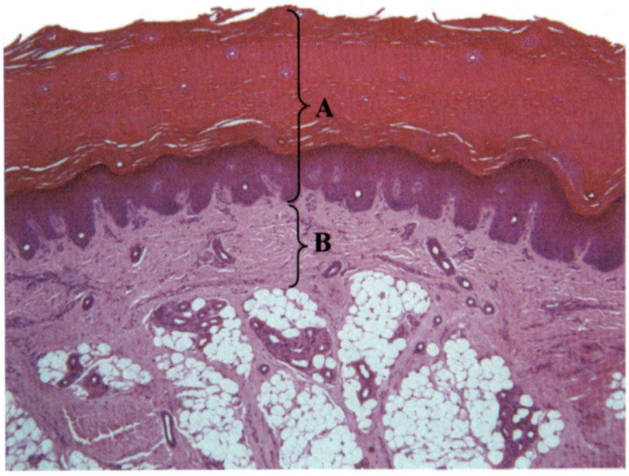

图 2-8　角化复层扁平上皮（×100）

A. 角化的复层扁平上皮　B. 致密结缔组织

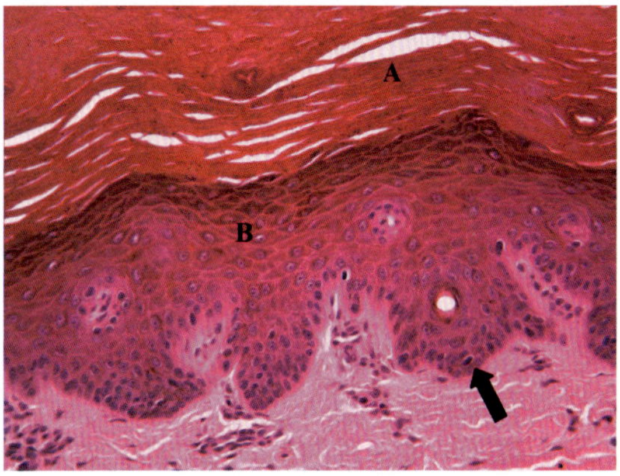

图 2-9　角化复层扁平上皮（×400）

A. 角化层　B. 中间层细胞　➡基底层细胞

二、示教切片

（一）单层扁平上皮（simple squamous epithelium）表面观，硝酸银染色

1. 观察要点　扁平细胞的形态、结构。

2. 肉眼观察　切片为膜状铺片，着色不均。

3. 高倍镜观察　细胞多呈大小相近的多边形，细胞界线呈黑色锯齿状条纹，相互嵌合。细胞核位于细胞中央，椭圆形，染色浅（图 2-10）。

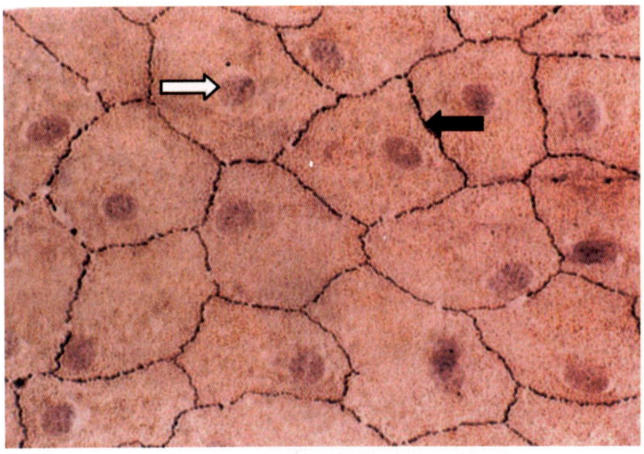

图 2-10　单层扁平上皮（×400）

➡细胞分界　⇨细胞核

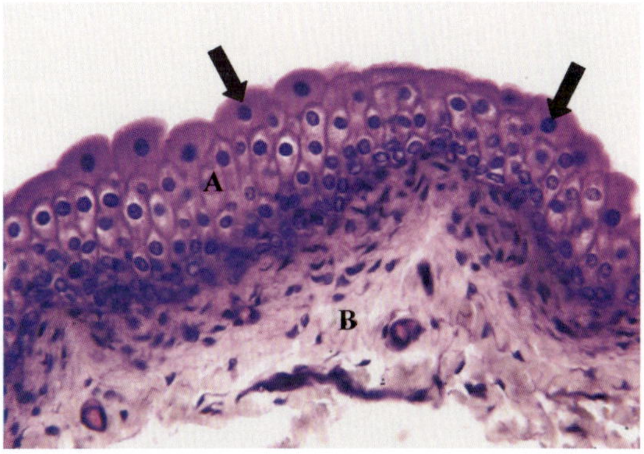

图 2-11　变移上皮（空虚状态）（×400）

A. 变移上皮　B. 结缔组织　➡盖细胞

（二）变移上皮（transitional epithelium），HE 染色

1. 观察要点　基底层、中间层、表层细胞特点。

2. 肉眼观察　切片为长条形，取材于膀胱，一侧着色较深，为变移上皮分布之处。

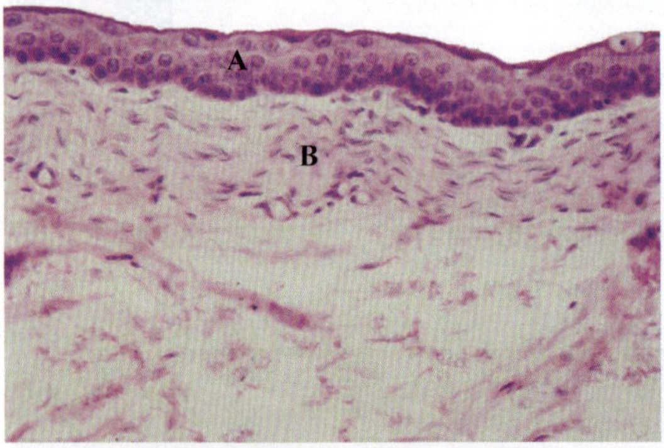

图 2-12　变移上皮（充盈状态）（×400）
A. 变移上皮　B. 结缔组织

3. 高倍镜观察　变移上皮可随着膀胱容积的变化而发生改变，空虚状态时，细胞层次较多，上皮较厚，浅层的细胞（又称盖细胞）较大，为长方形或立方形，可见双核，胞质呈嗜酸性，尤其近游离面的胞质着色更深，此为胞质浓缩现象。中间层的细胞为多边形或梨形，基底层细胞较小，为一层矮柱状上皮或立方形细胞（图 2-11）。当膀胱处于充盈状态时，上皮变薄，细胞层次减少，浅层细胞变扁、变小（图 2-12）。

【复习思考】

1. 光镜下根据哪些特点可辨认上皮组织？

2. 上皮细胞的游离面、侧面和基底面有哪些特殊结构？其结构特点和意义各是什么？

3. 描述被覆上皮的类型和各种上皮的特点及分布。

【单元自测】

（刘　锐）

自测题和参考答案

第三章 结缔组织

（Connective Tissue）

结缔组织起源于胚胎时期的间充质，由细胞和细胞外基质构成，细胞外基质较多，包括基质、纤维和组织液。广义的结缔组织包括固有结缔组织、血液、软骨组织和骨组织。一般所称的结缔组织仅指固有结缔组织。固有结缔组织又分为疏松结缔组织、致密结缔组织、网状组织和脂肪组织。

【学习目标】

1. 能够识别并描述光镜下疏松结缔组织铺片中的成纤维细胞、巨噬细胞、胶原纤维、弹性纤维的结构特点。

2. 能够区分疏松结缔组织、致密结缔组织和脂肪组织的光镜结构特点。

3. 能够使用实验教程和数字化切片理解网状组织的结构特点。

【关　键　词】

胶原纤维；弹性纤维；成纤维细胞；巨噬细胞；基质；脂肪细胞

【学习内容】

一、观察切片

（一）疏松结缔组织（loose connective tissue）铺片，Verhoeff 染色 + HE 染色复染 No.17

1. 观察要点　胶原纤维、弹性纤维、成纤维细胞、巨噬细胞。

2. 肉眼观察　本片是经活体注射台盼蓝，取皮下疏松结缔组织铺成薄片，组织呈紫红色不规则片状。

3. 低倍镜观察　选择组织铺片最薄的部位观察。可见粗细不等的纤维彼此交错排列成网，细胞分散于网眼中。

4. 高倍镜观察　重点观察两种纤维、两种细胞（图 3-1）。

（1）纤维

1）胶原纤维：染色呈粉红色，粗大，有分支，有的呈波浪形，有的较直，有的聚集成束。

2）弹性纤维：纤维较细，呈紫色，有分支，且断端常有卷曲。

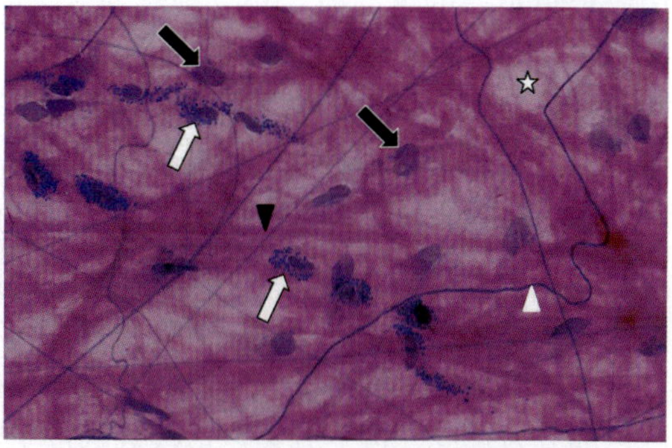

图 3-1　疏松结缔组织（×400）

△弹性纤维　▲胶原纤维　☆基质　⇨巨噬细胞　➡成纤维细胞

（2）细胞

1）成纤维细胞：数量多，多数铺片此细胞外形模糊不清，核大呈椭圆形，核仁明显。少数细胞外形稍清楚，胞质染成淡蓝色，有不规则突起。

2）巨噬细胞：细胞形态多样、可随功能状态不同而变化。胞质内含大小不等、分布不均的紫蓝色台盼蓝颗粒，细胞核较小，着色较深。

（二）疏松结缔组织（loose connective tissue）切片，HE 染色　No.18

1. 观察要点　疏松结缔组织的分布、组成与结构特点。

2. 肉眼观察　标本为不规则长条形，一侧凹凸不平着紫红色为黏膜层，着粉红色、较厚且平坦的为肌层，二者之间着色较浅的一层为黏膜下层，最外侧较光滑为外膜。

3. 低倍镜观察　颜色最浅、结构最疏松的黏膜下层即为疏松结缔组织，其间可见不同切面的纤维，染成淡红色。纤维间有许多分散分布的蓝色点状结构，即为结缔组织的细胞核，纤维和细胞之间空白处为基质所在。在纤维之间还可见一些小血管的横、斜断面（图 3-2，图 3-3）。

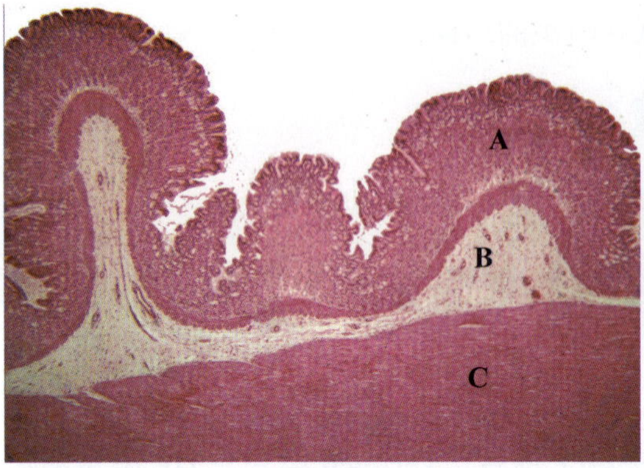

图 3-2　疏松结缔组织（×40）

A. 黏膜 B. 黏膜下层（疏松结缔组织）C. 肌层

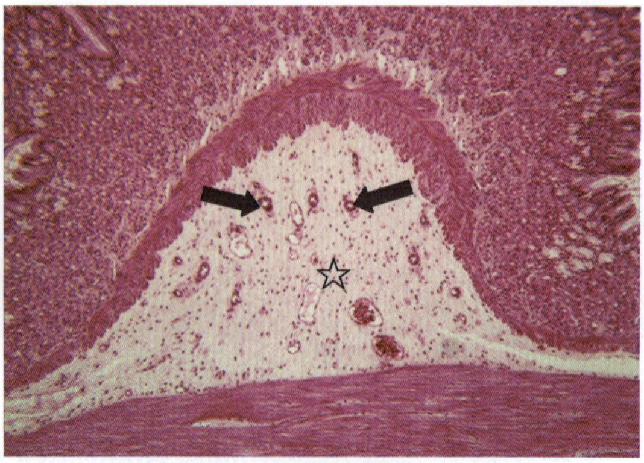

图 3-3　疏松结缔组织（×100）

☆ 疏松结缔组织　➡ 小血管

4. 高倍镜观察

（1）纤维：疏松结缔组织切片中，纤维排列松散，方向不一，主要是胶原纤维，被切成长短不一的纵、横、斜三种断面，之间夹杂着弹性纤维，但二者在 HE 染色时不易区分。

（2）基质：位于纤维之间的空隙部分，制片时多已被溶解，呈空白状。

（3）细胞：种类较多，有的需要特殊处理才能显示，切片中通常显示的是成纤维细胞和纤维细胞的核，它们散在分布在纤维之间，呈梭形或椭圆形。

（三）致密结缔组织（dense connective tissue），HE 染色　No.71

1. 观察要点　致密结缔组织的组成与结构特点。

2. 肉眼观察　标本为弓形结构，凸侧呈深红色部分为表皮，表皮深面淡红色部分为真皮，再下方染色最浅处为皮下组织。

3. 低倍镜观察　表皮为角化型复层扁平上皮，于角化型复层扁平上皮深面找到纤维粗而密、着色红的区域即为致密结缔组织（图 3-4）。

4. 高倍镜观察　胶原纤维束较粗，排列致密而不规则，彼此交织成网，被切成纵、横、斜三种断面。成纤维细胞较少，分散在纤维之间，一般只可见染成紫蓝色的梭形或椭圆形的细胞核（图 3-5）。

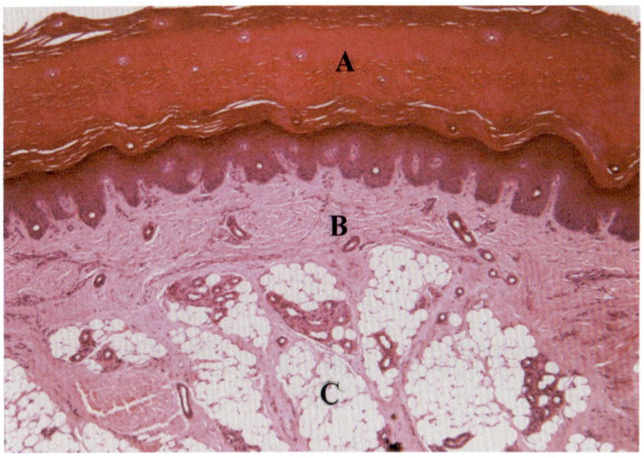

图 3-4　致密结缔组织（×100）

A. 角化复层扁平上皮 B. 致密结缔组织 C. 皮下组织

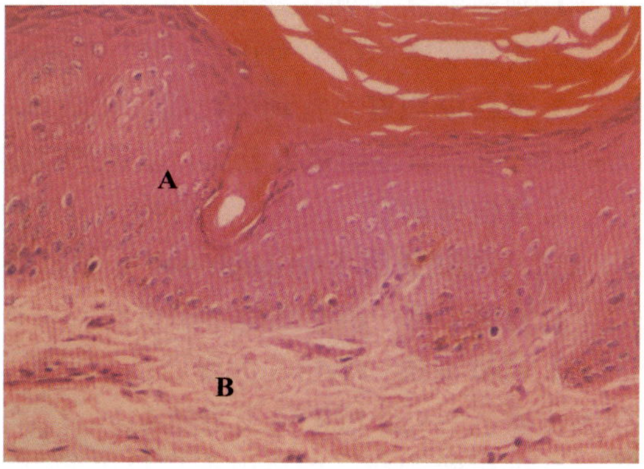

图 3-5　致密结缔组织（×400）

A. 角化复层扁平上皮 B. 致密结缔组织

（四）脂肪组织（adipose tissue），HE 染色　No.71

1. 观察要点　脂肪细胞。

2. 肉眼观察　标本为弓形结构，凸侧呈深红色部分为表皮，表皮深面淡红色部为真皮，再下方染色最浅处为皮下脂肪组织。

3. 低倍镜观察　脂肪组织被疏松结缔组织分隔成众多脂肪小叶，小叶内成团空泡状结构即为脂肪细胞（图 3-4，图 3-6）。

4. 高倍镜观察　重点观察脂肪细胞（图 3-7）。脂肪细胞排列紧密，呈圆形或多边形，胞质内含一大空泡（为制片时被溶去的脂滴的部位）。胞核椭圆形，着色较浅，被脂滴挤到细胞一侧；胞质少呈粉红色。

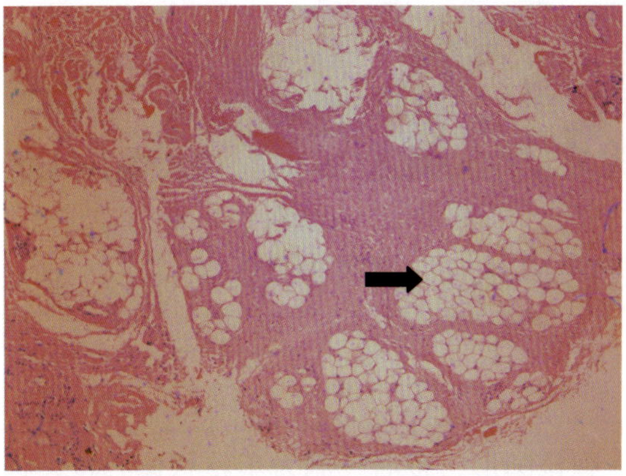

图 3-6　脂肪组织（×100）

➡脂肪组织

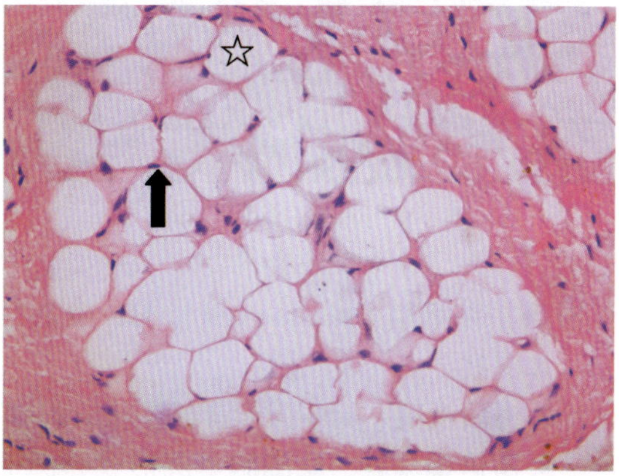

图 3-7　脂肪组织（×400）

☆脂肪细胞　➡脂肪细胞核

二、示教切片

（一）网状纤维（reticular fiber），硝酸银染色

1. 观察要点 网状纤维。

2. 肉眼观察 标本为肝的切片，染为棕黑色或棕褐色。

3. 低倍镜观察 找到染色浅、比较疏松的部位观察，可见染成棕黑色的丝状结构即为网状纤维，其他组织着色浅，呈黄色或褐色。

4. 高倍镜观察 网状纤维较细，呈黑色，有分支（图 3-8）。

（二）网状细胞（reticular cell），HE 染色

1. 观察要点 网状细胞形态结构。

2. 肉眼观察 本切片为淋巴结，呈椭圆形，一侧有凹陷为门部，组织周围部分染色深为皮质，中央区域染色浅为髓质。

3. 低倍镜观察 皮质由大量深染的淋巴组织构成，髓质由髓索和髓窦构成，选择髓质中颜色较浅的区域（髓窦）在高倍镜下观察网状细胞。

4. 高倍镜观察 髓窦内可观察到一些体积较大的细胞即为网状细胞。网状细胞呈星状，有突起，胞质多，胞核较大，着色浅，核仁明显（图 3-9）。网状细胞与网状纤维和基质共同构成网状组织，形成淋巴结的结构支架，为淋巴细胞发育提供微环境。由于本张切片为 HE 染色，故网状纤维未能显示。

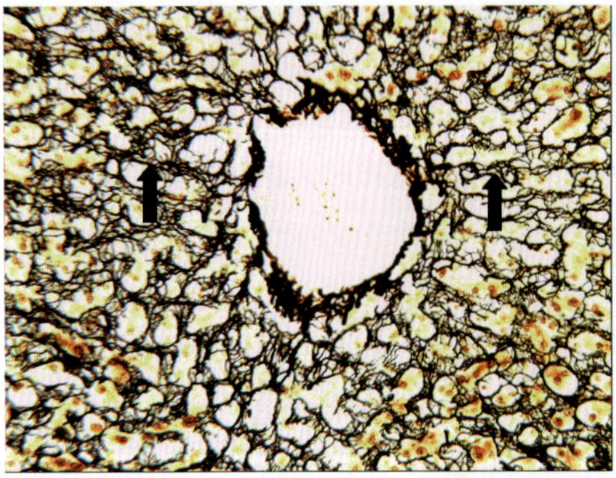

图 3-8 网状纤维（×400）

➡网状纤维

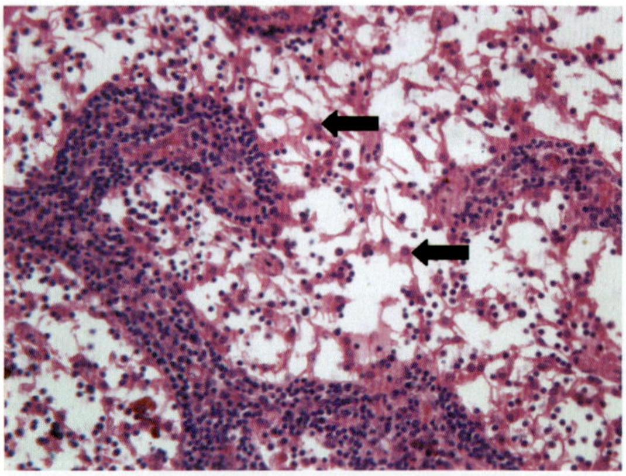

图 3-9 网状细胞（×400）

➡网状细胞

（三）浆细胞（plasma cell），HE 染色

1. 观察要点 浆细胞。

2. 肉眼观察 标本为紫蓝色点状结构。

3. 高倍镜观察 浆细胞呈圆形或卵圆形，胞核圆形，多居一侧为车轮状偏心核，核内染色质成块状（图 3-10）。

（四）肥大细胞（mast cell），特殊染色

1. 观察要点 肥大细胞。

2. 肉眼观察 组织呈紫红色不规则片状。

3. 高倍镜观察 细胞呈圆形或椭圆形，胞质内充满粗大的嗜碱性颗粒（图 3-11）。

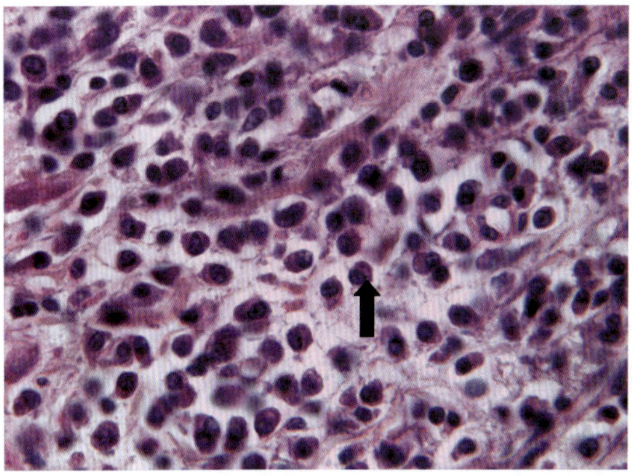

图 3-10　浆细胞（×400）

→浆细胞

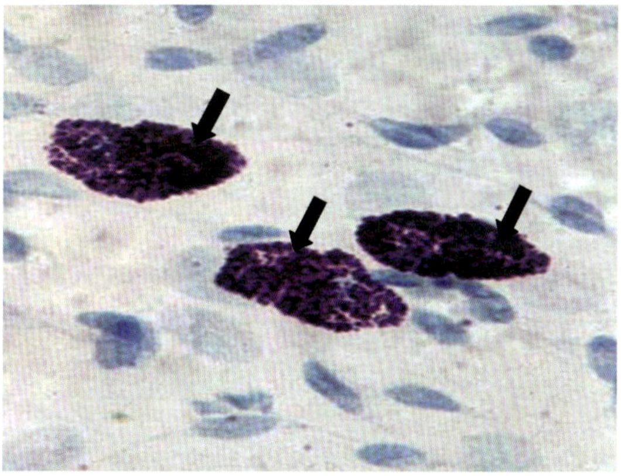

图 3-11　肥大细胞（×400）

→肥大细胞

【复习思考】

1. 疏松结缔组织有哪些特点？与上皮组织相比有哪些不同？
2. 结合疏松结缔组织中各种细胞的结构特点，解释其相应的功能。
3. 疏松结缔组织铺片中，你能观察到哪些细胞和纤维？其它的为什么看不到？

【单元自测】

（姚亚民）

自测题和参考答案

第四章　软骨和骨
（Cartilage and Bone）

软骨和骨构成人体的重要支架，是以软骨组织和骨组织为主构成的器官。软骨组织与骨组织均为特殊类型的结缔组织，由细胞和细胞外基质组成，细胞外基质多、且呈固态。软骨根据其所含纤维不同可分为透明软骨、弹性软骨及纤维软骨。

【学习目标】

1. 能够在光镜下分辨软骨组织的组成与透明软骨的特点。
2. 能够在光镜下分辨骨组织的结构特点与骨干骨密质骨板排列的方式。
3. 能够使用实验教程和数字化切片理解软骨膜的结构特点、软骨的类型、成骨细胞和破骨细胞的形态特点。

【关　键　词】

软骨细胞；软骨基质；同源细胞群；骨细胞；骨单位；间骨板

【学习内容】

一、观察切片

（一）透明软骨（hyaline cartilage），HE 染色，No. 66

1. 观察要点　软骨基质、软骨细胞、同源细胞群。

2. 肉眼观察　标本为气管的横切面，呈半环状，淡蓝色区域即为透明软骨。

3. 低倍镜观察　气管壁较厚的淡蓝色区域为透明软骨组织，其内外表面所覆盖的淡红色结缔组织为软骨膜（图 4-1）。

4. 高倍镜观察（图 4-2）

（1）软骨膜：为包在软骨组织表面的致密结缔组织。可分内、外两层：内层纤维较细，细胞多，外层纤维粗密而细胞少，两层没有明显分界。

（2）软骨基质：软骨基质呈均质状弱嗜碱性结构，着色不均，因不同部位基质所含硫酸软骨素多少不同而致，硫酸软骨素呈嗜碱性，含量越多，染色越深；含量越少，染色越浅。基质内的小腔称为软骨陷窝。近软骨膜部分可见较小的软骨陷窝，软骨组织中部的软骨陷窝略大。靠近软骨陷窝周围的基质呈强嗜碱性，称为软骨囊，其硫酸软骨素含量高。软骨组织内无血管和神经。

（3）纤维：透明软骨中的纤维为胶原原纤维，包埋在基质中，因其折光率与软骨基质相近而不易在光镜下分辨。

（4）软骨细胞：位于软骨陷窝中。近软骨组织边缘的软骨细胞扁而小，深部软骨组织中的细胞呈圆形或椭圆形，体积增大，单个存在或成群分布，在同一个软骨陷窝中有两个或多个软骨细胞，称同源细胞群。成熟软骨细胞的核为圆形或卵圆形，染色浅，可见 1～2 个核仁，细胞质呈弱嗜碱性。生活状态时，软骨细胞充满在整个陷窝内。在制片过程中，细胞收缩，故常见细胞与软骨囊之间有空隙。

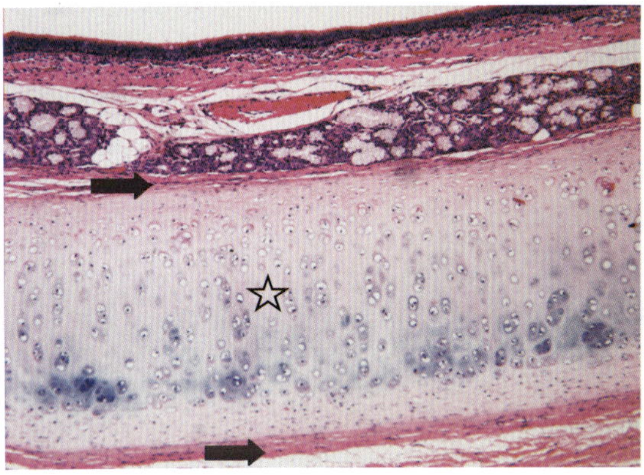

图 4-1　透明软骨（×100）

☆透明软骨 ➡软骨膜

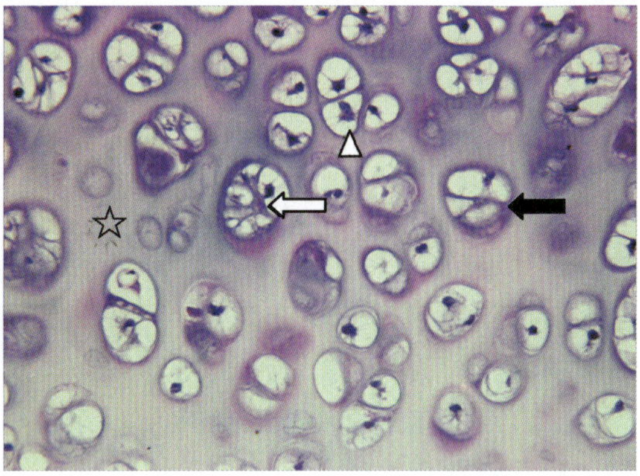

图 4-2　透明软骨（×400）

☆软骨基质 △软骨细胞 ⇨同源细胞群 ➡软骨囊

（二）骨干密质骨（diaphysis compact bone）银染 No. 22

1. 观察要点　骨细胞、骨单位、间骨板。

2. 肉眼观察　标本为长骨骨干的横断面磨片，呈棕黑色组织块。

3. 低倍镜观察

（1）环骨板：在标本的边缘，仅少数标本可见。分为内、外环骨板，分别是与骨干内、外表面平行的数层骨板。

（2）骨单位（又称哈佛斯系统）：是长骨骨干起支持作用的主要结构单位，位于内、外环骨板之间，由中央管和周围同心圆状排列的骨板构成。偶见相邻两中央管间有穿通管相连。

（3）间骨板：为位于骨单位之间或骨单位与环骨板之间的扇形或不规则形结构，由数层弧形排列的骨板组成，是旧的骨单位被吸收后的残余部分（图 4-3）。

4. 高倍镜观察（图 4-4）

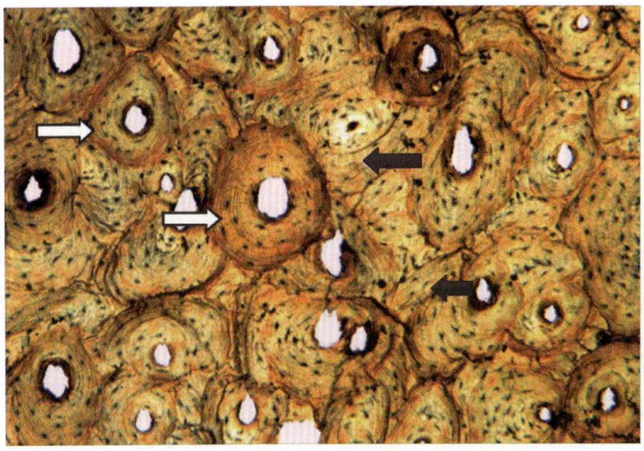

图 4-3　骨干密质骨 银染（×100）

⇨骨单位 ➡间骨板

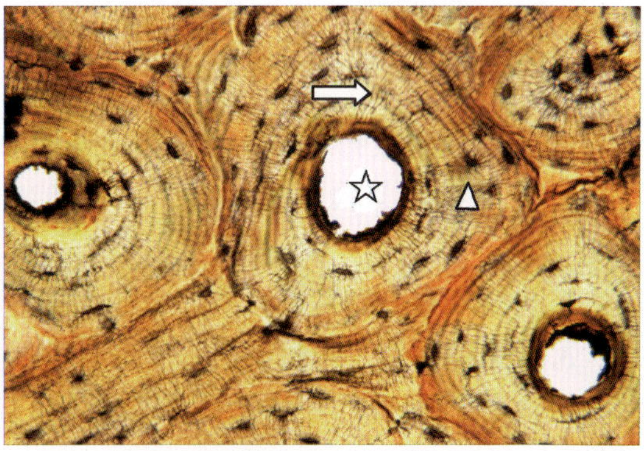

图 4-4　骨干密质骨 银染（×400）

☆中央管 △骨陷窝 ⇨骨小管

（1）骨陷窝：为骨细胞胞体所处的空间，呈扁圆形，被银盐染为棕黑色。

（2）骨小管：为与骨陷窝相连的许多小管，是骨细胞突起所在的空间，被染成棕黑色丝状。相邻骨陷窝之间的骨小管彼此连通。

二、示教切片

（一）弹性软骨（elastic cartilage），特殊染色

1. 观察要点　软骨细胞、弹性纤维。

2. 肉眼观察　标本为会厌的切面，中间较厚部分为弹性软骨。

3. 低倍镜观察　标本的两侧对称，中间较厚的部分是弹性软骨，可见许多散在分布的软骨细胞位于软骨陷窝内。软骨基质中含大量深蓝色的物质。

4. 高倍镜观察　软骨基质中可见大量不规则的蓝黑色丝状物，即为弹性纤维。软骨细胞的特点与透明软骨相似（图 4-5）。

（二）纤维软骨（fibrocartilage），HE 染色

1. 观察要点　软骨细胞、胶原纤维。

2. 肉眼观察　标本为椎间盘切片，整块组织均为纤维软骨。

3. 低倍镜观察　标本呈嗜酸性，有大量紧密排列的胶原纤维和少量散在分布的软骨细胞。

4. 高倍镜观察　软骨基质中丰富粗大的胶原纤维平行排列呈束状。软骨细胞分布于胶原纤维间的基质中（图 4-6）。

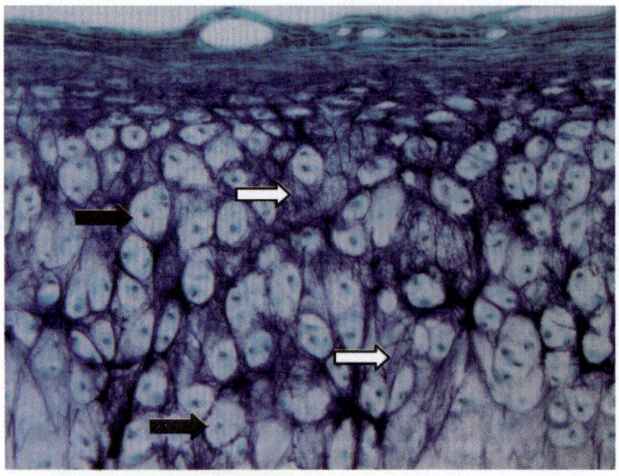

图 4-5　弹性软骨 会厌 特殊染色（×400）

⇨弹性纤维　➡软骨细胞

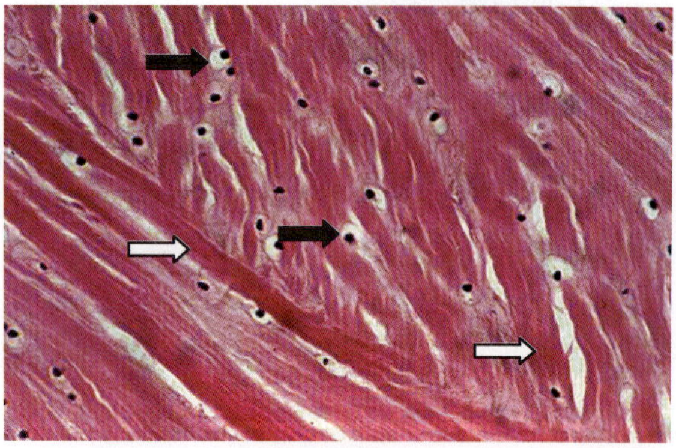

图 4-6　纤维软骨 椎间盘（×400）

⇨胶原纤维　➡软骨细胞

（三）软骨内成骨（endochondral ossification），HE 染色

1. 观察要点　软骨储备区、软骨增生区、软骨钙化区、成骨区、成骨细胞、破骨细胞。

2. 肉眼观察　切片呈长条形，膨大端为骨骺，较窄的部分为骨干。

3. 低倍镜观察　从骺端向骨干的骨髓腔方向观察（图 4-7，图 4-8）。

（1）软骨储备区：为透明软骨组织，软骨细胞较小、散在分布，软骨基质呈弱嗜碱性。

（2）软骨增生区：软骨细胞增大，一个同源细胞群的软骨细胞形成一条纵行的细胞

柱，大量细胞柱平行排列。

（3）软骨钙化区：软骨细胞肥大，变圆；近骨髓腔端的软骨细胞，核固缩，胞质呈空泡状，部分细胞死亡消失，留下空洞状的软骨陷窝。软骨基质呈强嗜碱性。

（4）成骨区：残存的软骨基质被覆着薄层红色的新生骨组织，形成条索状的骨小梁，表面有成骨细胞；小梁间的空隙为骨髓腔，内有造血组织。

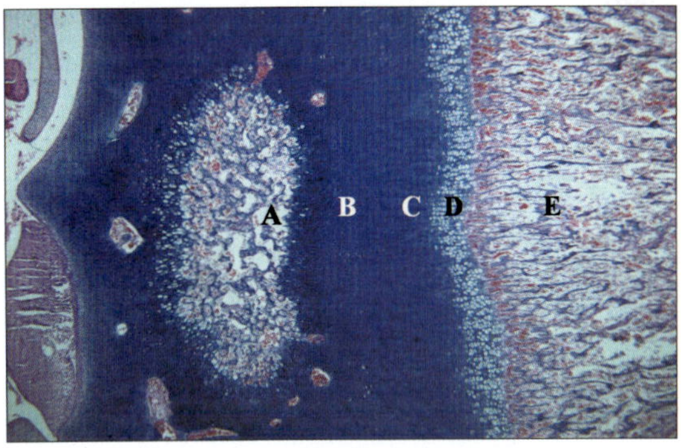

图 4-7　软骨内成骨（×40）

A. 次级骨化中心　B. 软骨储备区　C. 软骨增生区　D. 软骨钙化区　E. 成骨区

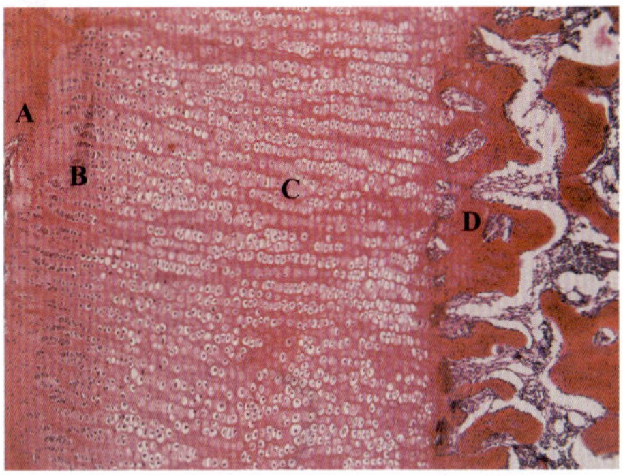

图 4-8　软骨内成骨（×100）

A. 软骨储备区　B. 软骨增生区　C. 软骨钙化区　D. 成骨区

4. 高倍镜观察

（1）成骨细胞：位于骨小梁表面，呈立方形或矮柱状，单层排列，胞质嗜碱性，核圆形（图 4-9）。

（2）破骨细胞：散在分布于软骨钙化区的软骨陷窝中和骨小梁表面；胞体大而不规则，胞质嗜酸性，有多个细胞核（图 4-10）。

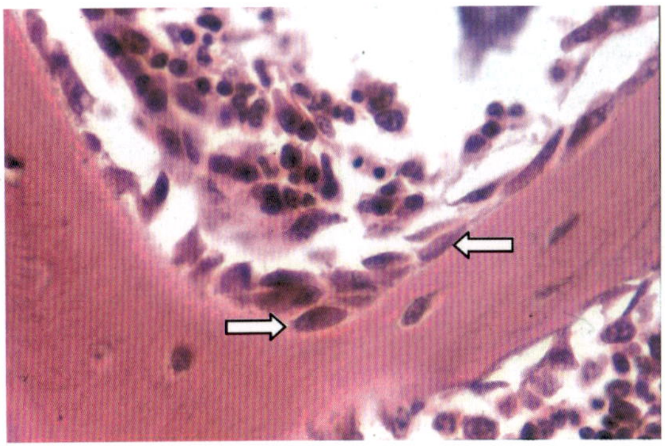

图 4-9　成骨细胞（×400）

⇨成骨细胞

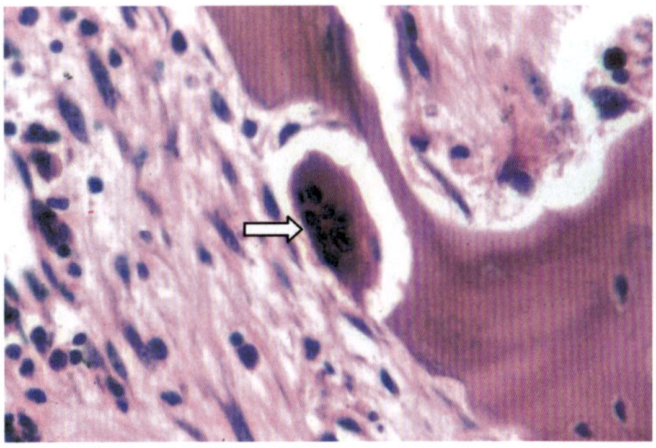

图 4-10　破骨细胞（×400）

⇨破骨细胞

【复习思考】

1. 试述透明软骨的组成和形态结构特点。
2. 比较三种软骨组织的分布及结构特点。
3. 试述骨组织的组成，并解释间骨板、骨小管、骨陷窝与骨细胞的关系。
4. 简述成骨细胞和破骨细胞的分布、形态结构和功能。

【单元自测】

（杨　力）

自测题和参考答案

第五章　血　　液
（Blood）

血液由血浆与血细胞组成，约占体重的 7%，成人的血容量约 5L。血浆为液体，约占血液容积的 55%，相当于结缔组织的细胞外基质，血细胞悬浮在血浆中，约占血液容积的 45%，由红细胞、白细胞与血小板构成。在正常生理情况下，各种血细胞保持一定形态结构与相对稳定的数量，光镜观察血细胞的形态结构，常采用 Wright 或 Giemsa 染色血涂片标本。

【学习目标】

1. 能够辨认和描述红细胞、五种白细胞的光镜结构。
2. 能够辨识血小板的光镜结构。
3. 能够说出网织红细胞的结构特点。

【关　键　词】

红细胞；白细胞；血小板

【学习内容】

一、观察涂片

血涂片（blood smear），Wright 染色，No. 13

1. 观察要点　红细胞、中性粒细胞、嗜酸性粒细胞、嗜碱性粒细胞、淋巴细胞、单核细胞。

2. 肉眼观察　标本为紫红色的血涂片。

3. 低倍镜观察　移动玻片，找到血涂片较薄的地方，可见大量浅红色圆形小点即红细胞，数量最多，布满整个视野，分散或成串。红细胞间散在有少量胞体较大、圆形、核染成紫蓝色的白细胞。选择分布均匀处，转换高倍镜或油镜进一步观察。

4. 高倍镜观察

（1）红细胞（erythrocyte，red blood cell）：红细胞数量最多，为圆形，体积小，无核，胞质染成浅红色或浅蓝色。因红细胞呈双凹圆盘状，中央薄，边缘厚，故中央着色浅或无色（图 5-1）。有时可见几个红细胞连在一起，侧面似串钱状。

（2）白细胞（leukocyte，white blood cell）：白细胞为有核、有细胞器的球形细胞（图 5-1），根据胞质与核的特点，分为以下五种：

1）中性粒细胞（neutrophilic granulocyte，neutrophil）：占白细胞总数的 50%～70%。胞体较红细胞大，胞核形态多样，有的呈腊肠形，称杆状核；有的是分叶核，为 2～5 叶，以 2～3 叶者居多，叶间有染色质细丝相连。胞质染色浅，呈粉红色，其中有许多大小一致、分布均匀、浅红色的细小颗粒，为中性颗粒（请思考包括有哪些颗粒？各有何功能？）（图 5-2）。

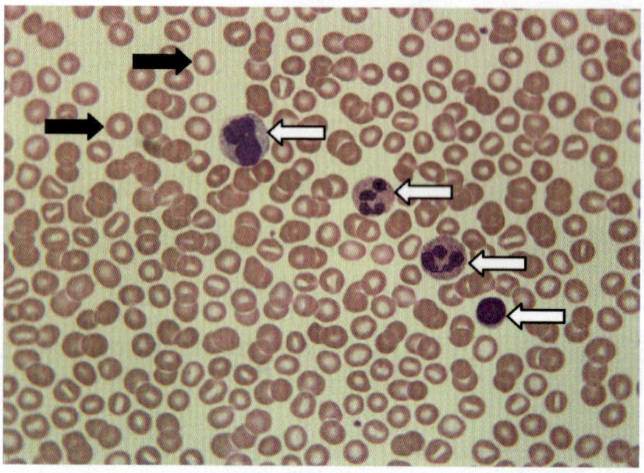

图 5-1　血涂片 Wright 染色（×1000）(1)

➡ 红细胞　⇨ 白细胞

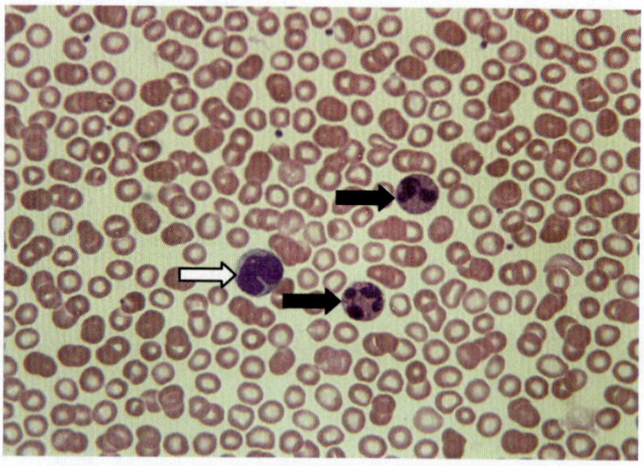

图 5-2　血涂片 Wright 染色（×1000）(2)

➡ 中性粒细胞　⇨ 单核细胞

2）嗜酸性粒细胞（eosinophilic granulocyte，eosinophil）：数量较少，占白细胞总数的 0.5%～3%。细胞体积比中性粒细胞稍大，胞核也为分叶核，多为两叶，呈“豆芽瓣”形，染为紫蓝色。在胞质中充满粗大、分布均匀、鲜红色的嗜酸性颗粒，显“杨梅”状（图 5-3）。

3）嗜碱性粒细胞（basophilic granulocyte，basophil）：数量最少，占白细胞总数的 0～1%，故不易找到。细胞体积与中性粒细胞相似，胞核分叶或呈“S”形与不规则形，着色较浅，因被紫蓝色的胞质颗粒所遮盖，故核不明显。在浅蓝色的胞质内含有大小不等、分布不均、紫蓝色的嗜碱性颗粒（图 5-4）。

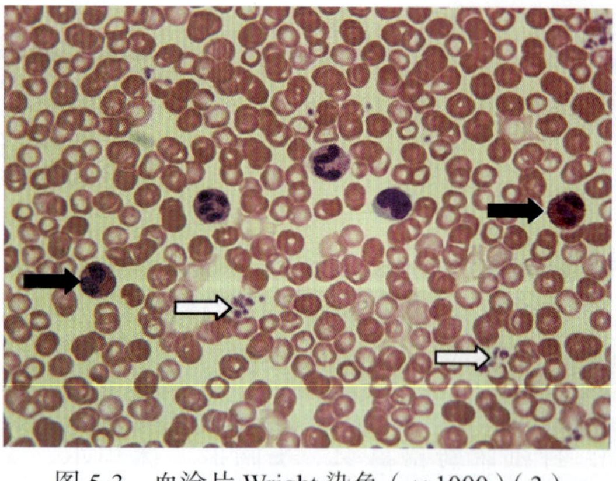

图 5-3　血涂片 Wright 染色（×1000）(3)

➡ 嗜酸性粒细胞　⇨ 血小板

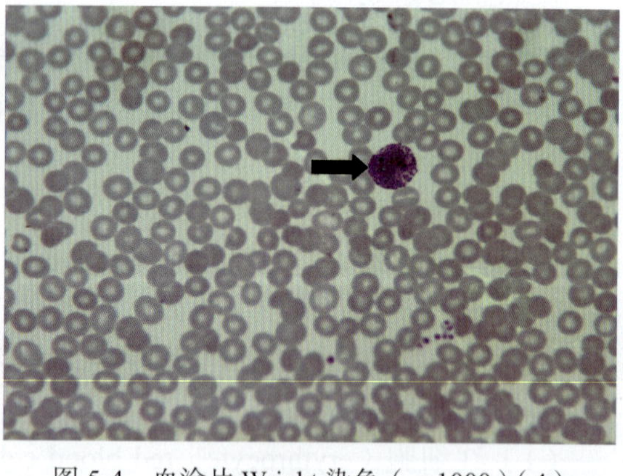

图 5-4　血涂片 Wright 染色（×1000）(4)

➡ 嗜碱性粒细胞

4）淋巴细胞（lymphocyte）：占白细胞总数的 20%～30%。大小不等，小淋巴细胞数量最多，体积与红细胞大小相当。胞核大，胞质少是其特征。核圆形，染色质致密呈块状，染色深，一侧常有小凹陷。胞质很少，在核周成一窄缘，呈嗜碱性，染成蔚蓝色，其间含少量嗜天青颗粒。中淋巴细胞体积稍大，核椭圆形，染色质较疏松，故染色也较浅。胞质较多，也可见少量嗜天青颗粒。（图 5-5）。

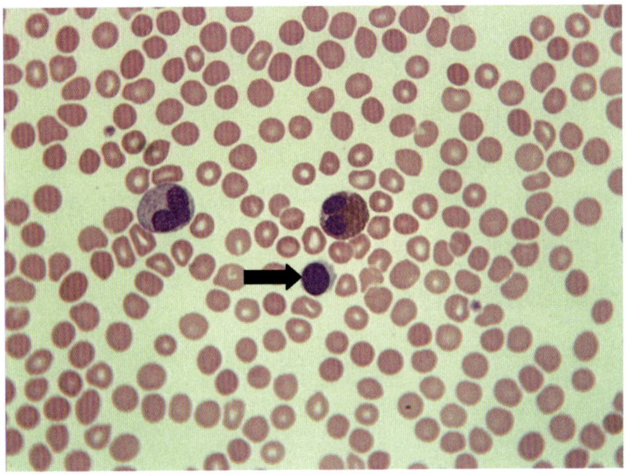

图 5-5 血涂片 Wright 染色（×1000）（5）

➡淋巴细胞

5）单核细胞（monocyte）：数量较少，占白细胞总数的 3%～8%。是血细胞中体积最大的细胞，胞核呈卵圆形、肾形、马蹄形或不规则形，常偏位，染色质颗粒细而松散，故着色浅。胞质较多，呈弱嗜碱性，染成灰蓝色，内含许多细小的嗜天青颗粒（图 5-2）。

（3）血小板（blood platelet）：是红骨髓中巨核细胞胞质脱落下来的胞质小块，大小不一，直径 2～4μm。单个或成群分布于血细胞之间，形状不规则，其中央有紫蓝色颗粒，称颗粒区；周围呈透明的浅蓝色叫透明区。有些染色很深，要仔细观察才能辨别（图 5-3）。

二、示教切片

网织红细胞（reticulocyte），煌焦油蓝染色

1. 观察要点 核糖体。

2. 高倍镜观察 胞质内残存少量核糖体被染成蓝色颗粒或细网状（图 5-6）。

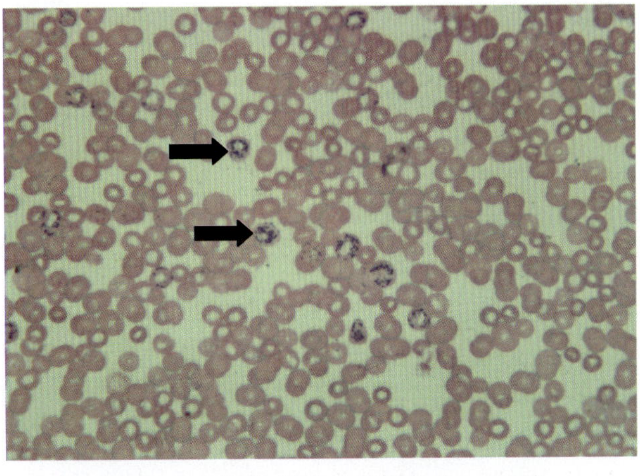

图 5-6 血涂片 煌焦油蓝染色（×1000）

➡网织红细胞

【复习思考】

1. 成熟的红细胞在形态结构上有何特点？
2. 什么是网织红细胞？结构有何特点？
3. 描述五种白细胞的结构与功能。各种白细胞数目的变化有何临床意义？
4. 嗜碱性粒细胞与肥大细胞有何异同点？
5. 血小板的形态结构与功能是什么？

【单元自测】

（李晓文）

自测题和参考答案

第六章 肌 组 织
(Muscle Tissue)

肌组织主要由肌细胞组成。肌细胞又称为肌纤维，根据结构和功能特点，肌组织可分为骨骼肌、心肌和平滑肌三类。骨骼肌和心肌光镜下可见明显横纹，故也称横纹肌。

【学习目标】

1. 能够分辨光镜下骨骼肌、心肌和平滑肌的结构。
2. 能够描述骨骼肌纤维、心肌纤维和平滑肌纤维的光镜结构差异。
3. 能够概述肌组织的组成、结构、分类、分布及功能。

【关 键 词】

骨骼肌；心肌；平滑肌；肌纤维；肌节；肌原纤维；闰盘

【学习内容】

观察内容

(一)骨骼肌(skeletal muscle)，HE 染色，No. 27

1. 观察要点 细胞形态、横纹、肌原纤维、细胞核的位置和数目。

2. 肉眼观察 标本上有两块组织，分别为骨骼肌的横切面和纵切面。

3. 低倍镜观察 纵切面肌纤维呈长条形，肌纤维平行排列成肌束，肌束周围可见较多结缔组织。横切面肌纤维为不规则圆形或块状，肌细胞间、肌束间为疏松结缔组织，分别称肌内膜、肌束膜(图 6-1)。

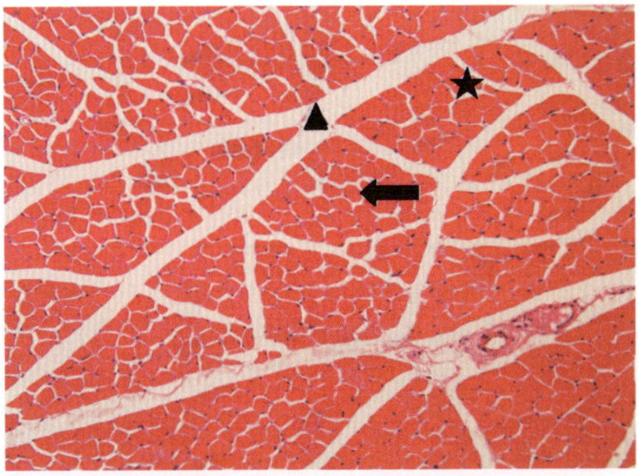

图 6-1 骨骼肌(×100)

★肌纤维 ▲肌束膜 ➡肌内膜

4. 高倍镜观察

（1）纵切面：肌纤维为长条形，可见明、暗相间的横纹，肌纤维周边部分可见多个卵圆形深染细胞核（图 6-2）。

（2）横切面：肌纤维呈不规则圆块状，核为圆形，位于细胞周边，肌纤维内含有较多肌原纤维，呈点状，肌原纤维之间是肌浆，呈浅粉色（图 6-3）。

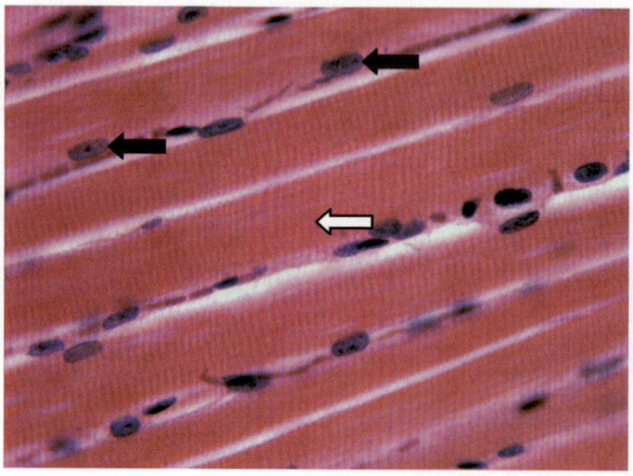

图 6-2　骨骼肌（纵切面）（×1000）

➡骨骼肌细胞核　⇨横纹

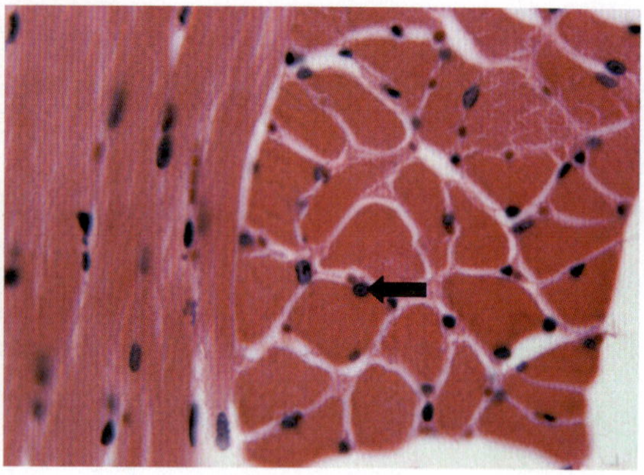

图 6-3　骨骼肌（横切面）（×1000）

➡骨骼肌细胞核

（二）心肌（cardiac muscle），HE 染色，No. 44

1. 观察要点　细胞形态、横纹、细胞核的形状、位置和数目、闰盘。

2. 肉眼观察　标本为不规则方块状，中间层厚，染成粉红色，凹凸不平的一侧为心内膜，对侧为心外膜，均较薄。

3. 低倍镜观察　中间染成红色的区域即为心肌。由于肌层厚且排列不规律，在镜下可见心肌的纵切面、横切面和斜切面。

4. 高倍镜观察

（1）纵切面：心肌纤维呈短柱状，有分支并互相连接成网，横纹不如骨骼肌明显，多见单个卵圆形细胞核，位于肌纤维中央。相邻心肌纤维之间可见闰盘，呈线状，与心肌纤维长轴垂直（图 6-4）。

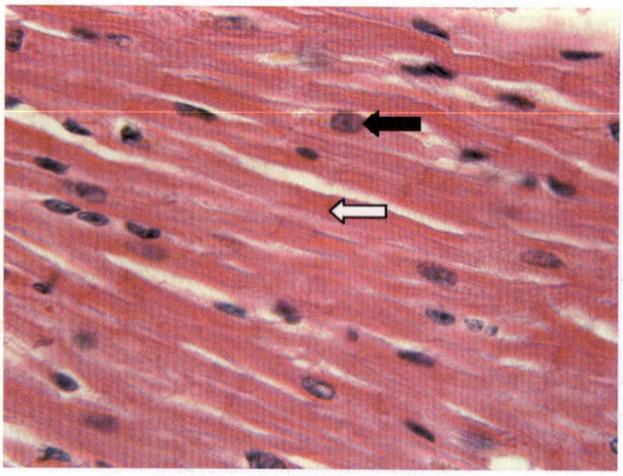

图 6-4　心肌（纵切面）（×1000）

➡心肌细胞核　⇨闰盘

（2）横切面：肌纤维呈不规则形的块状，细胞核位于中央，核周染色浅，肌浆内含散在的肌原纤维，肌纤维之间分布有结缔组织和丰富的毛细血管（图 6-5）。

（三）心肌，碘酸钠苏木精染色，No.30

1. 观察要点 细胞形态、横纹、细胞核的形状、位置和数目、闰盘。

2. 肉眼观察 标本中组织块较小，染成蓝色。

3. 低倍镜观察 心肌纤维在纵切面下呈细长型。

4. 高倍镜观察

（1）细胞形态：短柱状，两端有分支，相邻细胞两端相连，形成闰盘。

（2）肌原纤维：方向与心肌纤维长轴平行，很细，其上有明暗相间条带，条带规律排列形成横纹，但不如骨骼肌明显。

（3）细胞核：较大，呈圆形或椭圆形，一般一个，位于心肌纤维的中央。

（4）闰盘：位于相邻心肌纤维交界处，呈染色深的线状或阶梯状，与心肌纤维长轴相垂直（图 6-6）。

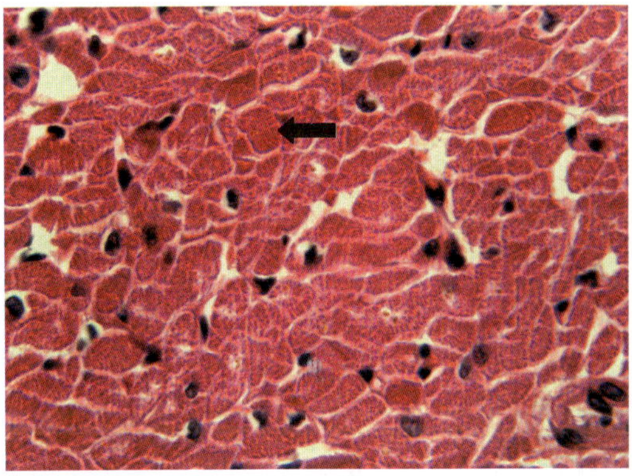

图 6-5 心肌（横切面）（×1000）

➡心肌纤维

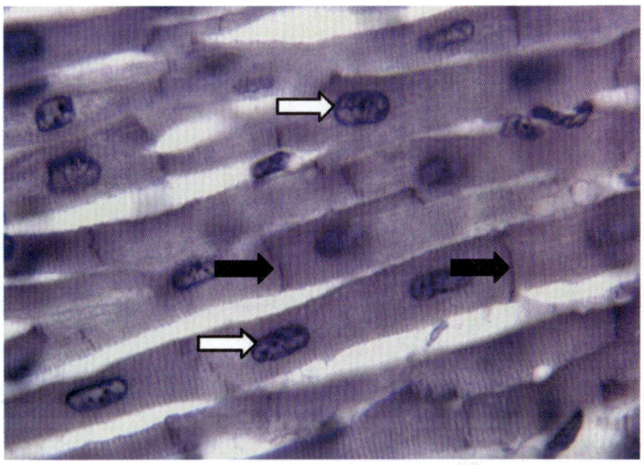

图 6-6 心肌 碘酸钠苏木精染色（×1000）

➡闰盘 ⇨心肌细胞核

（四）平滑肌（smooth muscle），HE 染色，No.54

1. 观察要点 细胞形态、细胞核的形状、位置和数目。

2. 肉眼观察 标本为小肠纵切面，呈长条形。

3. 低倍镜观察 纵切面平滑肌纤维呈长梭形，细胞核单个，椭圆形，位于细胞中央。横切面平滑肌纤维呈大小不一的圆形或多边形。

4. 高倍镜观察（图 6-7）

（1）纵切面：细胞平行、紧密交错排列，呈长梭形，胞质染成红色，由于切面位置不同，细胞长短大小不一，核有时不可见，如切到时可见胞核呈长杆状，位于肌纤维中央，染色较浅（图 6-8）。

（2）横切面：呈大小不一的圆形或多

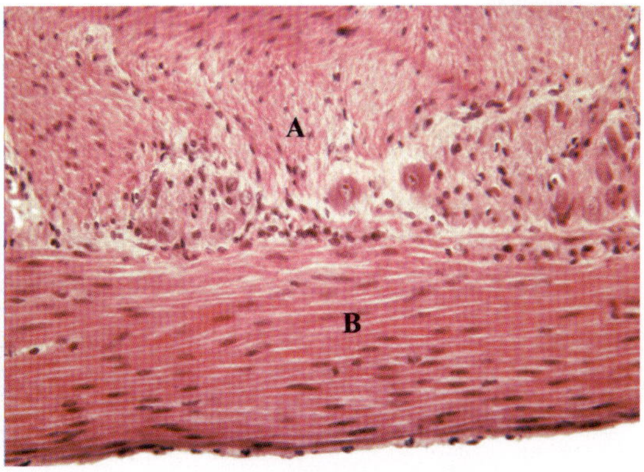

图 6-7 平滑肌（×400）

A. 横切面 B. 纵切面

边形，切面越往细胞两端体积越小，核有时不可见，如切到时可见胞核呈圆形，位于肌纤维中央（图 6-9）。

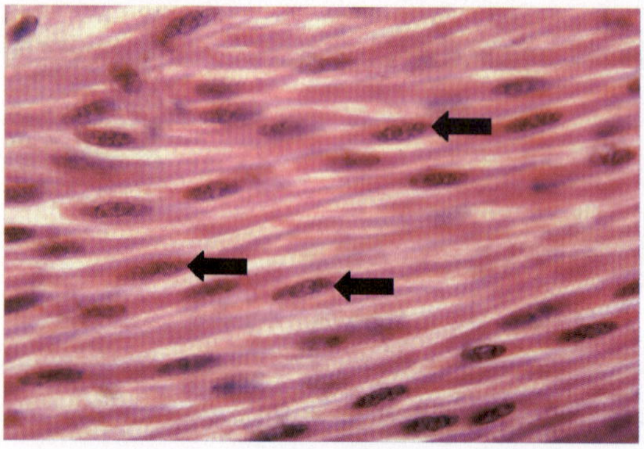

图 6-8　平滑肌（纵切面）（×1000）

➡平滑肌细胞核

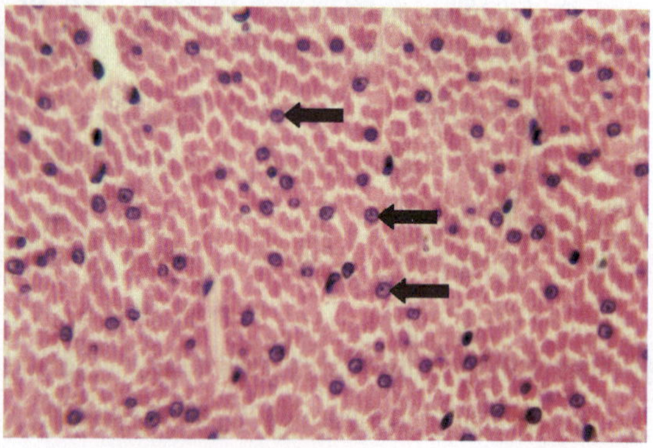

图 6-9　平滑肌（横切面）（×1000）

➡平滑肌细胞核

【复习思考】

1. 骨骼肌纤维收缩的结构基础是什么？
2. 光镜下如何分辨骨骼肌、心肌和平滑肌纤维？
3. 肌纤维、肌原纤维、肌丝之间有何联系？
4. 电镜下骨骼肌与心肌的结构特点有何区别？

【单元自测】

（李红娥）

自测题和参考答案

第七章　神经组织
(Nerve Tissue)

神经组织由神经细胞和神经胶质细胞组成。神经细胞又称神经元，具有接受刺激、整合信息和传导神经冲动的功能。神经胶质细胞对神经元起支持、保护、营养、绝缘等作用。

【学习目标】

1. 能够在光镜下辨认神经细胞、有髓神经纤维和无髓神经纤维的结构。
2. 能够使用实验教程和数字化切片理解神经末梢、神经胶质细胞的光镜结构特点。

【关 键 词】

神经元；尼氏体；神经原纤维；有髓神经纤维；郎飞结

【学习内容】

一、观察切片

(一)神经元(neuron)，HE 染色，No.1

1. 观察要点　神经元形态结构、尼氏体。

2. 肉眼观察　脊髓横切面呈椭圆形，中央有中央管，腔面覆盖有室管膜细胞，外表面包裹着脊髓膜，可分为两个部分：

(1)灰质：为中央着色较深红的区域，形似蝴蝶状，有四个突起：伸向腹侧的两个较粗钝突起为前角；伸向背侧的两个较细突起为后角。

(2)白质：围绕在灰质周围的部分，呈浅红色。

3. 低倍镜观察　分辨白质和灰质，灰质的前角和后角。

(1)白质：主要由上行(感觉)和下行(运动)有髓神经纤维束和神经胶质细胞构成，可以观察到许多有髓神经纤维的横切面，形似⊙。

(2)灰质：由神经元胞体、神经胶质细胞和神经纤维构成。选择一侧的灰质前角进行观察，可见一些大小不等、形态不规则的深紫色块状物，为神经元胞体。选择一个胞体大、结构完整(含细胞核和核仁)的神经元移至高倍镜(图 7-1)。

4. 高倍镜观察　重点观察脊髓前角运动神经元(图 7-2)。

(1)神经元：脊髓前角神经元属多极神经元(一个轴突，多个树突)

1)胞体：较大，多角形或不规则形，胞质着浅红色。在胞质中有大小不等、形状不规则、强嗜碱性的蓝紫色块状或颗粒状物，为尼氏体(Nissl body)，又称嗜染质，电镜下为粗面内质网和游离核糖体。细胞核大且圆，居中，染色稍浅。核仁染色深，圆而明显。

2)突起：突起分树突和轴突，树突可切到 1、2 个或数个，由胞体伸出，内含尼氏体。轴突一般只有一个（不易切到）。如果切到轴突的起始端，因不含尼氏体而呈一个圆锥形的浅染区，称“轴丘”。

（2）神经胶质细胞：在神经元胞体周围分布有许多散在的蓝紫色细胞核，为神经胶质细胞的细胞核，HE 染色不能显示该细胞的胞质和轮廓，需用银染方法可显示该细胞全貌。在神经胶质细胞之间由神经元突起相互交织在一起组成的神经纤维网，呈粉红色（图 7-2）。

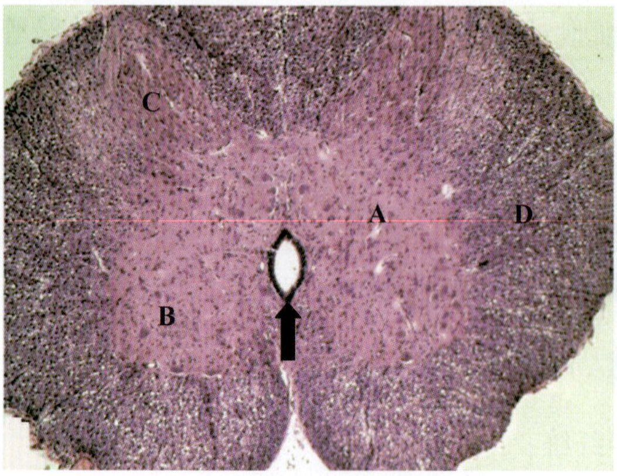

图 7-1　脊髓横切面（×40）

A. 灰质 B. 前角 C. 后角 D. 白质 ➡中央管

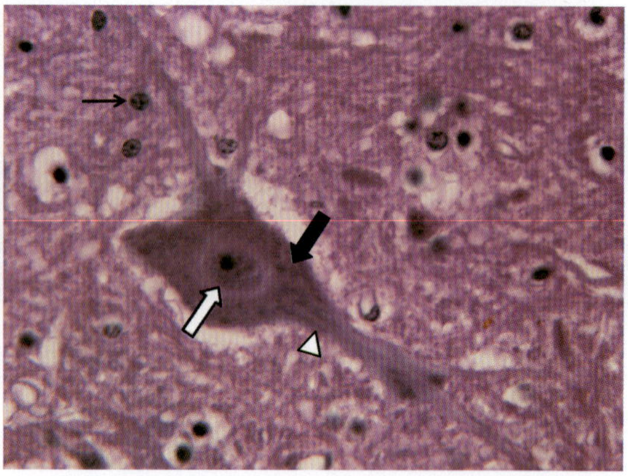

图 7-2　神经细胞与神经胶质细胞（×1000）

⇨细胞核 ➡尼氏体 △树突 →神经胶质细胞核

（二）有髓神经纤维（myelinated nerve fiber），HE 染色，No. 31

1. 观察要点　轴索、髓鞘、郎飞结。

2. 肉眼观察　切片上有两块组织，长条形是坐骨神经纵切面，着重观察有髓神经纤维的结构。圆形是坐骨神经横切面，着重了解神经的组成。

3. 低倍镜观察

（1）纵切面：可见许多有髓神经纤维平行排列。

（2）横切面：整个神经外包有结缔组织，称为神经外膜。神经内有多个大小不等、呈圆形的神经束，其外表面包有结缔组织，称神经束膜（图 7-3）。

4. 高倍镜观察

（1）纵切面：每条有髓神经纤维上可以观察到以下结构（图 7-4）。

1）轴索：即轴突，位于神经纤维中轴，呈红色、细长的线条状结构。

2）髓鞘：位于轴索两侧，呈粉红色的空网状结构（因为髓鞘主要由类脂和蛋白质组成，其中 80% 的类脂在制片时被溶解，仅见残存呈网状的蛋白质）。

3）神经膜：位于髓鞘外表面，呈粉红色细线状。由施万细胞的核、胞质和部分胞膜构成。核呈椭圆或杆状，染色较浅。

4）郎飞结（Ranvier node）：每条神经纤维上相邻髓鞘之间的缩窄处，似藕节状的结构，称郎飞结。此处的轴索裸露，无髓鞘包裹。在两相邻郎飞结之间的一段神经纤维称结间体，不易观察到。

5）神经内膜：在神经纤维之间尚可见到少量的结缔组织，即神经内膜，含长梭形深染的成纤维细胞核，注意与神经膜细胞核区别。

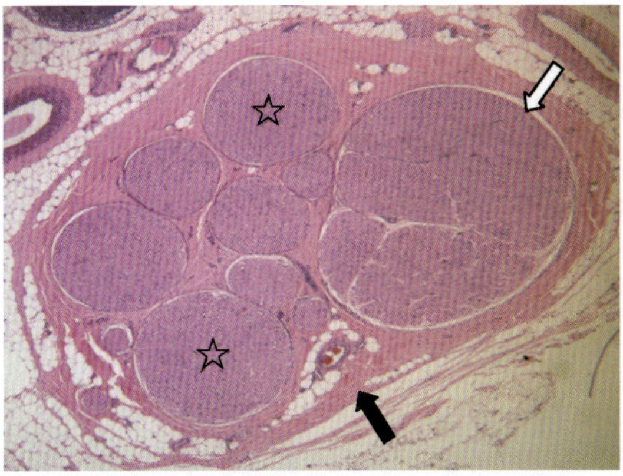

图 7-3　有髓神经纤维横切面（×40）
➡神经外膜　⇨神经束膜　☆神经束

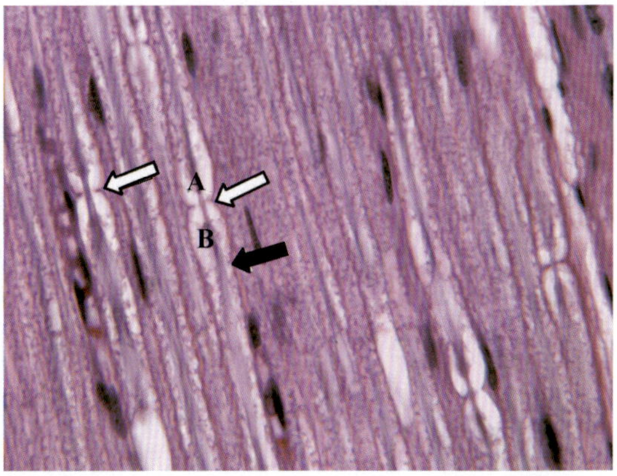

图 7-4　有髓神经纤维纵切面（×1000）
A. 轴索　B. 髓鞘　⇨郎飞结　➡神经膜

（2）横切面：每个神经束表面包裹有结缔组织，称为神经束膜。每条有髓神经纤维的横切面形似⊙，中央的红点为轴索的断面，外周粉红色的空网状结构为髓鞘，在部分髓鞘的周缘切到月牙形的施万细胞核（图 7-5）。神经纤维之间可见少量结缔组织和毛细血管，即神经内膜。

（三）无髓神经纤维（unmyelinated nerve fiber），HE 染色，No. 41

1. 观察要点　无髓神经纤维。

2. 肉眼观察　组织不规则，可见一些管状结构，为血管横断面。

3. 低倍镜观察　在中动脉周围的结缔组织中可见一些染色深、大小不等、圆团状的结构，即为无髓神经纤维束的横切面，被神经束膜包裹。

4. 高倍镜观察　可见一些深色、呈点状的结构，为轴突的横断面，其外周没有空网状的髓鞘包裹。还可以观察到一些深色的细胞核，可能是施万细胞或成纤维细胞的细胞核，不易区分（图 7-6）。

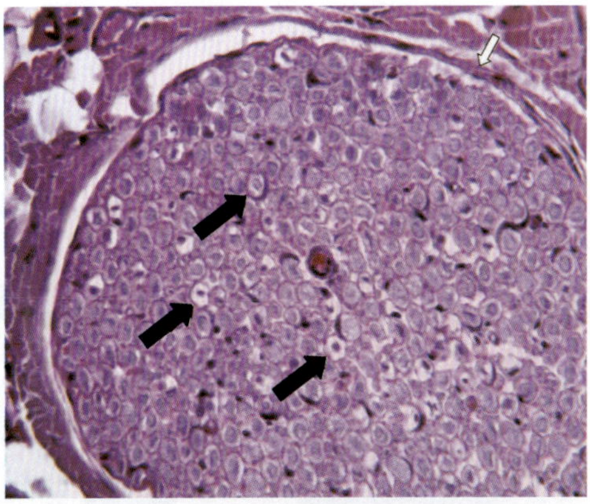

图 7-5　有髓神经纤维横切面（×400）
⇨神经束膜　➡有髓神经纤维

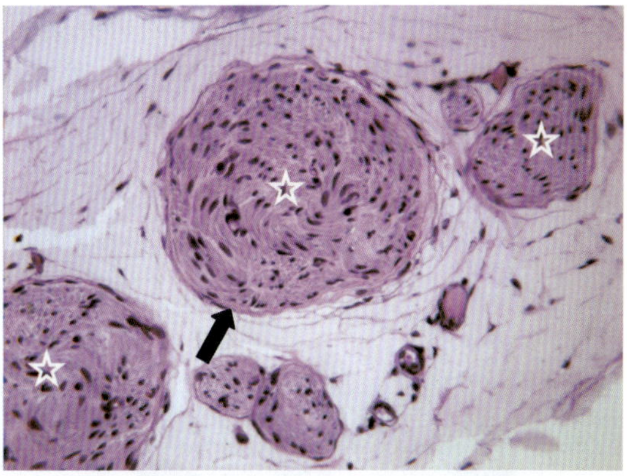

图 7-6　无髓神经纤维横切面（×400）
☆无髓神经纤维束　➡神经束膜

二、示教切片

（一）神经元分离标本（neuron isolated specimen），中性卡红染色

高倍镜观察：为多极神经元，细胞轮廓完整，可见神经元向周围发出多个突起，树突和轴突较难区分。细胞质为浅红色，胞核着深红色，大而圆，居胞体中央（图 7-7）。

（二）肌间神经丛（myenteric nerve plexus），HE 染色

高倍镜观察：在十二指肠壁平滑肌的纵切面和横切面之间，可观察到肌间神经丛，由副交感神经节后神经元组成，胞体切面不规则，核大而圆，染色浅，核仁明显（图 7-8）。

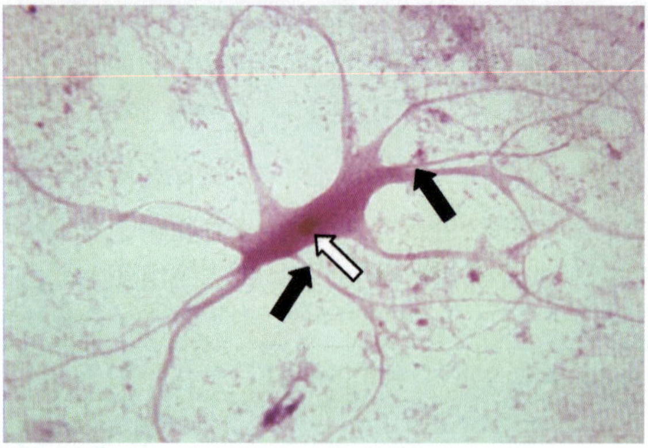

图 7-7　神经细胞 中性卡红染色（×400）

⇨细胞核 ➡突起

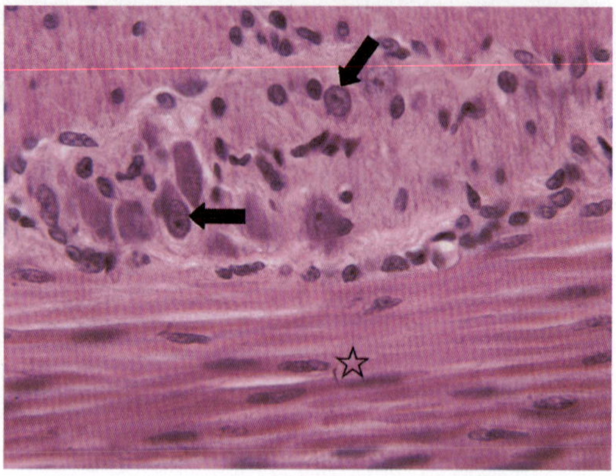

图 7-8　肌间神经丛（×1000）

➡神经元 ☆平滑肌纵切面

（三）尼氏体（Nissl body），硫堇染色

高倍镜观察：可在神经元胞质及树突中观察到大量紫蓝色斑块或颗粒状结构，即为尼氏体。在切到轴丘和轴突结构时，无尼氏体（图 7-9）。

（四）神经原纤维（neurofibril），硝酸银染色

1. 低倍镜观察　在脊髓前角内可见染为棕色或棕褐色的神经元。

2. 高倍镜观察　在神经元胞体、树突或轴突内可观察到一些棕褐色细丝状结构，即为神经原纤维（图 7-10）。

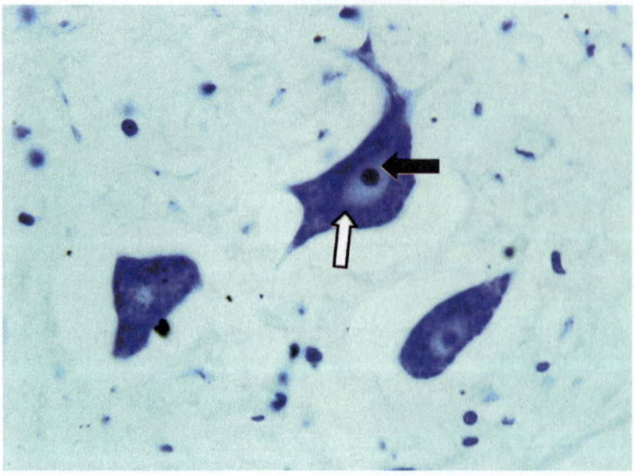

图 7-9　尼氏体 硫堇染色（×1000）

➡细胞核 ⇨尼氏体

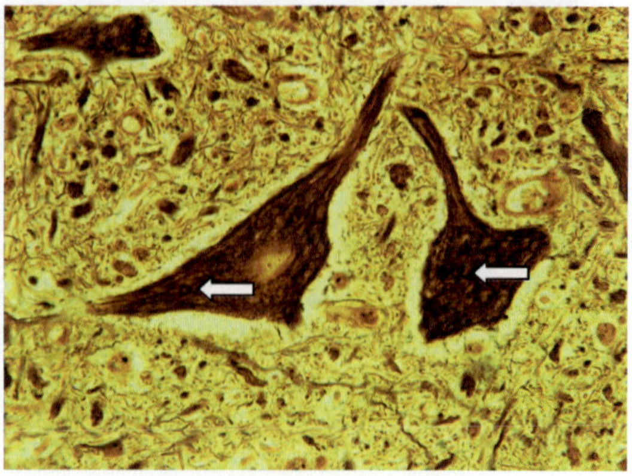

图 7-10　神经原纤维 硝酸银染色（×1000）

⇨神经原纤维

（五）髓鞘（myelin sheath），锇酸固定染色

高倍镜观察：有髓神经纤维的髓鞘被锇酸固定后染成黑色（图 7-11）。

（六）突触（synapse），硝酸银染色

高倍镜观察：神经细胞的胞体染成棕黄色，可在胞体或树突的外周缘上观察到许多染色深的小点状结构，即为突触，是其他神经纤维的终末端终止于该神经细胞胞体处的接触点（图 7-12）。

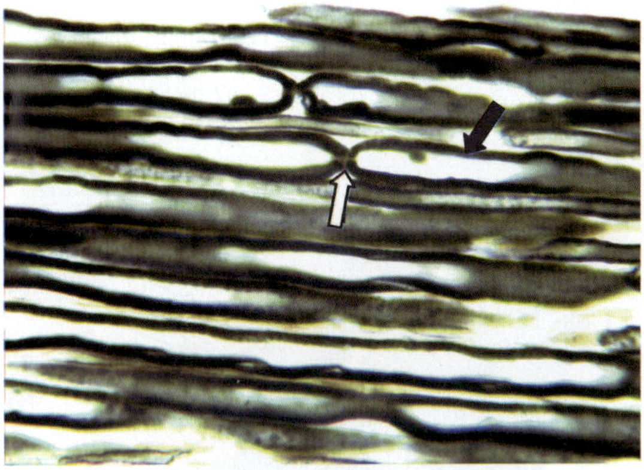

图 7-11 髓鞘 锇酸染色（×1000）

⇨郎飞结 ➡髓鞘

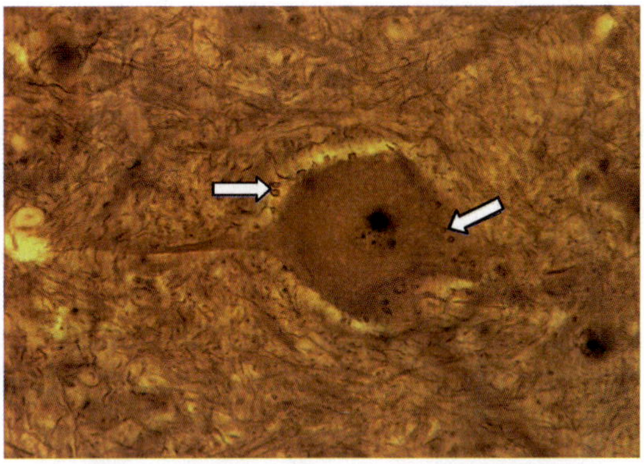

图 7-12 突触（×1000）

⇨突触

（七）环层小体或帕奇尼小体（lamellar corpuscle，Pacinian corpuscle），HE 染色

高倍镜观察：常在真皮的深层或皮下组织内切到环层小体，其外包有结缔组织被囊，呈圆形或卵圆形的环层结构，大小不等。横切面可见扁平细胞呈同心圆状包绕，中央深染处为均质状圆柱体，有髓神经纤维失去髓鞘后裸露的轴突穿行于其中（图 7-13）。

（八）触觉小体（tactile corpuscle，Meissner's corpuscle），HE 染色

高倍镜观察：触觉小体位于真皮的乳头层内，呈卵圆形，外包有结缔组织被囊，内可见横行排列的扁平细胞，神经纤维入囊后失去髓鞘的轴突分支呈螺旋状缠绕扁平细胞（图 7-14）。

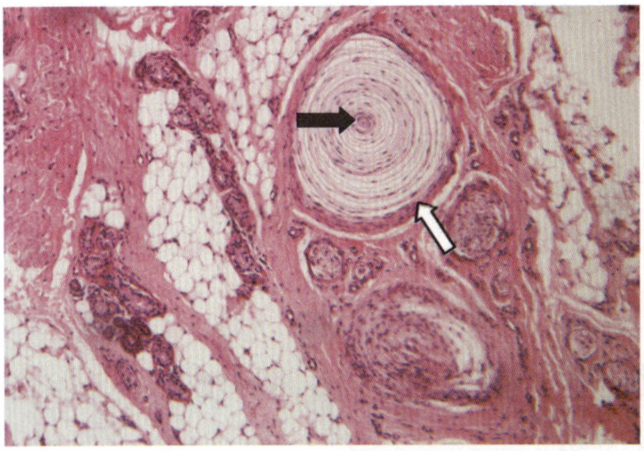

图 7-13 环层小体（×400）

➡圆柱体（内含轴突）⇨被囊

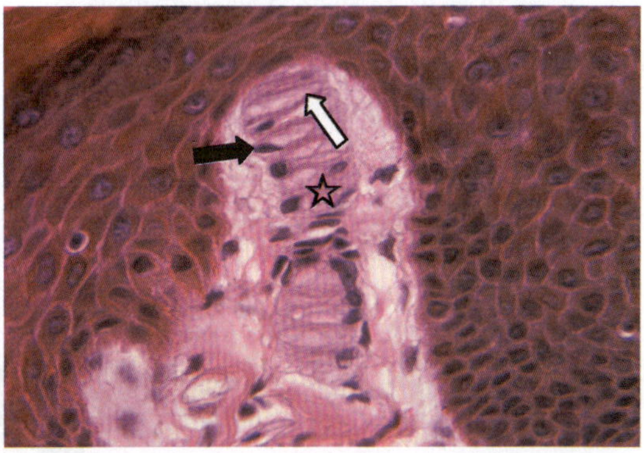

图 7-14 触觉小体（×1000）

➡扁平细胞 ⇨轴突 ☆触觉小体

（九）肌梭（muscle spindle），HE 染色

高倍镜观察：肌梭是分布于骨骼肌内的梭形小体。在横切面上，可以观察到其表面有结缔组织被囊，内含若干条较细的骨骼肌纤维，称梭内肌纤维。该结构能感知身体各部位屈伸状态，属于本体感受器，在调节骨骼肌活动中起重要作用（图 7-15）。

（十）运动终板或神经肌连接（motor end plate，neuromuscular junction），氯化金染色

低倍镜观察：铺展开的骨骼肌纤维着紫色，神经纤维着深黑色。由一条神经分出许多神经束，每支神经纤维终止于每条骨骼肌纤维上。每条神经纤维在接近肌纤维时失去髓鞘，止于骨骼肌细胞的肌膜上时分散成“爪形”，整个终端结构膨大成椭圆形板状隆起，称为运动终板（图 7-16）。

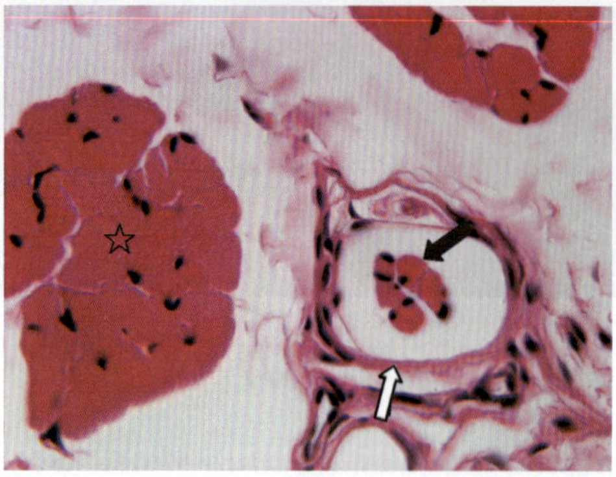

图 7-15　肌梭（×1000）

☆骨骼肌纤维（横切面）⇨被囊　➡梭内肌纤维

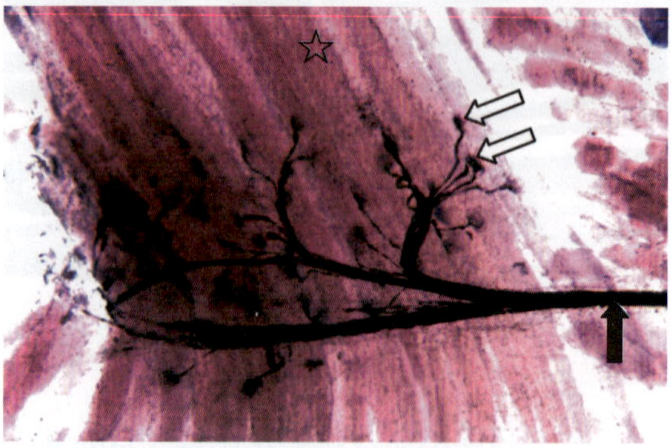

图 7-16　运动终板 氯化金染色（×100）

➡神经纤维束　☆骨骼肌纤维纵切面　⇨运动终板

【复习思考】

1. 描述神经元胞体的形态结构。
2. 比较树突和轴突的数量、结构特点与功能。
3. 简述化学突触的电镜结构。
4. 试述神经与神经纤维之间的关系，有髓神经纤维和无髓神经纤维在光镜下如何区分?
5. 简述神经末梢的类型和功能。

【单元自测】

（李　坪）

自测题和参考答案

第八章 皮　　肤
（Integument）

皮肤是人体最大的器官，由表皮和真皮组成，借皮下组织与深部组织相连。表皮结构因皮肤厚薄不同而略有差异，厚皮肤从基底面到表面可分为基底层、棘层、颗粒层、透明层和角质层，而薄皮肤则没有透明层。真皮结构可分为乳头层和网织层。此外，表皮可衍生出毛、皮脂腺、汗腺和指（趾）甲等皮肤附属器。

【学习目标】

1. 能够区分光镜下表皮、真皮、皮下组织的结构。
2. 能够辨认光镜下毛、皮脂腺、汗腺等皮肤附属器的结构特点。

【关　键　词】

表皮；真皮；汗腺；皮脂腺；毛囊；毛球；毛乳头

【学习内容】

一、观察切片

（一）指皮（fingertip skin），HE 染色，No. 71

1. 观察要点　表皮、真皮、皮下组织、汗腺。

2. 肉眼观察　标本中弓形深红色部分为表皮，淡红色网状部分为真皮及皮下组织。

3. 低倍镜观察　由浅至深依次观察皮肤的各层结构（图 8-1）:

（1）表皮：为角化的复层扁平上皮，与真皮交界处凸凹不平。

（2）真皮：为表皮下方的结缔组织。

（3）皮下组织：位于真皮网织层的下方，由脂肪组织和疏松结缔组织组成，含有较大的血管、神经束、汗腺的分泌部及导管部，少数标本可切到环层小体（神经末梢）。

4. 高倍镜观察　重点观察皮肤的各层结构和汗腺的结构（图 8-2，图 8-3）。

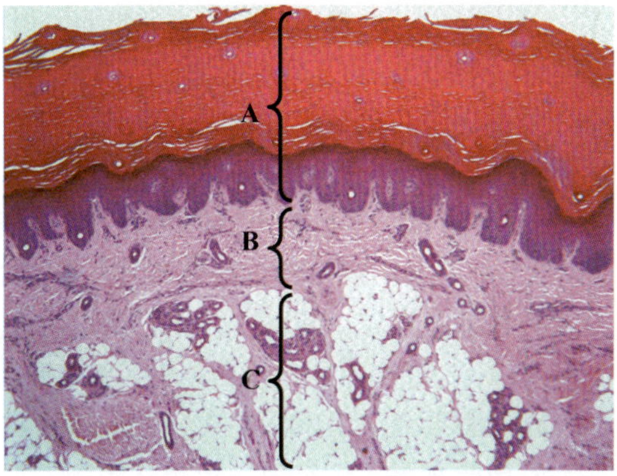

图 8-1　指皮（×40）

A. 表皮 B. 真皮 C. 皮下组织

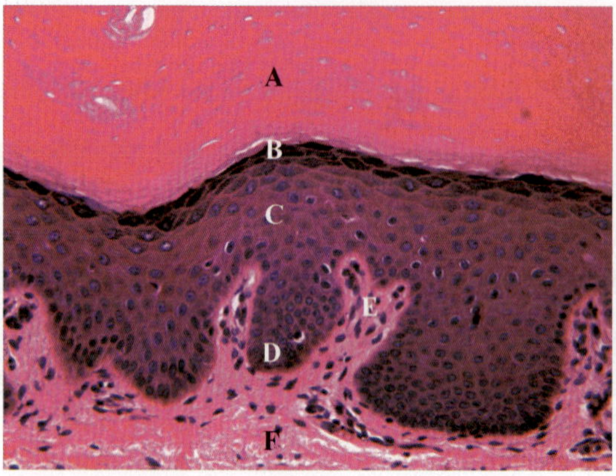

图 8-2　指皮（×400）

A. 角质层 B. 颗粒层 C. 棘层 D. 基底层 E. 乳头层 F. 网织层

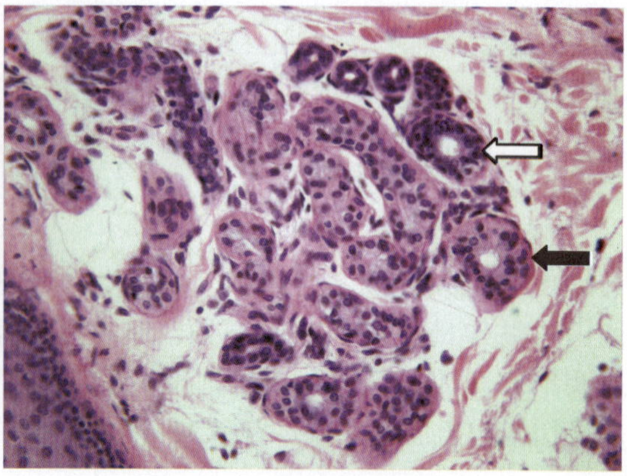

图 8-3　汗腺（×400）

⇨导管部 ➡分泌部

（1）表皮：从基底面到表面可分为五层（图 8-2）：

1）基底层：附着于基膜上，由一层立方形或矮柱状的基底细胞组成。细胞核呈圆形或卵圆形，胞质呈强嗜碱性。该层细胞是表皮的干细胞，具有很强的分裂增殖能力。

2）棘层：位于基底层上方，一般由 4～10 层多边形的棘细胞组成。细胞体积较大，越近浅层，细胞渐变扁平，细胞核呈圆形或卵圆形，胞质较丰富，呈嗜碱性。调暗视野，可见细胞表面有棘状突起相连。

3）颗粒层：位于棘层的上方，由 3～5 层扁平或梭形的细胞组成。细胞的长轴与皮肤表面平行，胞核着色较浅，呈退化状态，胞质内含有强嗜碱性的透明角质颗粒。

4）透明层：位于颗粒层的上方，由 2～3 层扁平的细胞组成。细胞界线不清，细胞核已消失，胞质呈强嗜酸性的透明均质状。此层仅在手掌和足底的表皮可见。

5）角质层：为表皮的最浅层，较厚，由多层扁平的角质细胞构成。细胞界线不清，细胞核消失，胞质呈强嗜酸性的均质状。此层内常可见呈螺旋形的腔隙，为汗腺导管通向表皮的开口。

（2）真皮：为表皮下方的致密结缔组织，可分为两层：

1）乳头层：紧贴于表皮的深面，呈乳头状嵌入表皮基底面。纤维较细，含细胞较多，乳头层内可见丰富的毛细血管断面，少数标本切到触觉小体（神经末梢）。

2）网织层：位于乳头层的下方，与乳头层无明显分界，由较粗大的排列不规则的胶原纤维束交织而成。内含较大的血管、神经、淋巴管以及汗腺导管的断面。

（3）汗腺：分辨导管部和分泌部（图 8-3）：

1）导管部：管径较小，着色较深，其管壁由两层立方形细胞组成。

2）分泌部：位于真皮深层或皮下组织内。管径较大，着色较浅，由单层矮柱状或立方状的腺细胞构成，其胞体较导管部的细胞大，胞质着色较浅。

（二）头皮（scalp），HE 染色，No. 72

1. 观察要点　毛发、毛囊、毛乳头、皮脂腺。

2. 肉眼观察　标本为一长条状组织，蓝紫色细线一侧为表皮，其下方红染部分为真皮，深部组织疏松的部分为皮下组织。

3. 低倍镜、高倍镜结合观察　由浅至深依次观察表皮、真皮、皮下组织及皮肤的附属结构：

（1）表皮：与指皮相比较，头皮的表皮较薄，各层的细胞层数较少，无透明层。

（2）真皮及皮下组织：其内除汗腺外，可见一些圆形或椭圆形的上皮细胞团，此为毛囊的横切面、斜切面或与表皮相延续的纵切面。毛囊周围可见泡状结构的皮脂腺。靠近皮脂腺一侧可见一束斜行的平滑肌，为竖毛肌（图 8-4，图 8-5）。

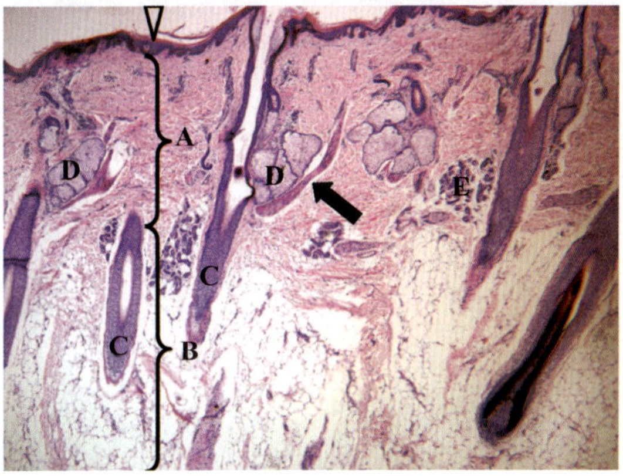

图 8-4　头皮（×40）

▽ 表皮　A. 真皮　B. 皮下组织　C. 毛囊　D. 皮脂腺　E. 汗腺

➡ 竖毛肌

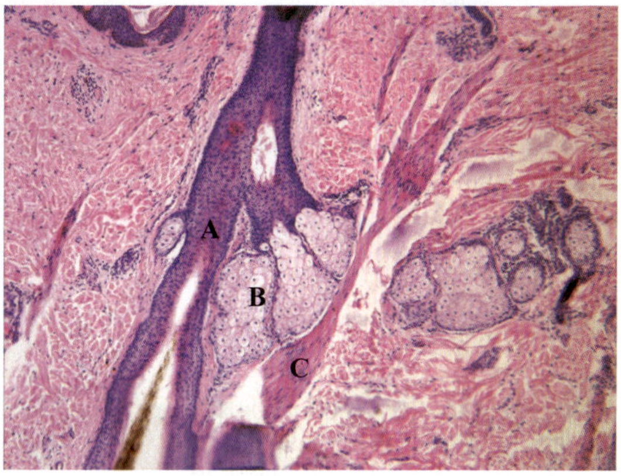

图 8-5　皮脂腺（×100）

A. 毛囊　B. 皮脂腺　C. 竖毛肌

（3）皮脂腺：多位于毛囊与竖毛肌之间，为泡状腺。腺泡中央部分的细胞较大，呈多边形，细胞核固缩，位于细胞中央，胞质内含大量脂肪滴，因脂滴被溶解，故着色浅。腺泡周围部分的细胞体积较小，呈立方形，染色较深。有的断面可见皮脂腺导管，由复层扁平上皮构成。导管短，开口于毛囊，并与毛囊的上皮鞘延续（图 8-5）。

（4）毛发：由角化的上皮细胞构成，分为露出皮肤表面的毛干和埋在皮肤内的毛根两部分。包于毛根周围的鞘状结构，为毛囊。毛根和毛囊末端合为一膨大的球形结构，为毛球。毛球底面内凹，由富含毛细血管和神经的结缔组织突入其中，称毛乳头（图 8-6）。

（5）毛囊：包于毛根周围，为上皮组织和结缔组织构成的鞘状结构。有些毛囊由于毛根已脱落，呈现一个中空的管腔。毛囊分两层，内层为上皮鞘，由复层扁平上皮构成，与表皮的上皮组织相联系；外层为结缔组织鞘，由致密结缔组织构成（图 8-6）。

二、示教切片

黑素细胞（melanocytes），HE 染色

1. 观察要点　黑色素颗粒。

2. 低倍镜观察　皮肤表皮的基底细胞之间，可见一些深染的细胞，为黑素细胞。

3. 高倍镜观察　黑素细胞的胞体呈圆形，多散在于基底细胞之间，突起伸入基底细胞和棘细胞之间。细胞核小而深染，胞质透明，内含黑素颗粒。黑种人的黑素颗粒大而多，且分布于表皮全层内，白种人的黑素颗粒小而少，主要分布于表皮的基底层细胞内，故肤色不同（图 8-7）。

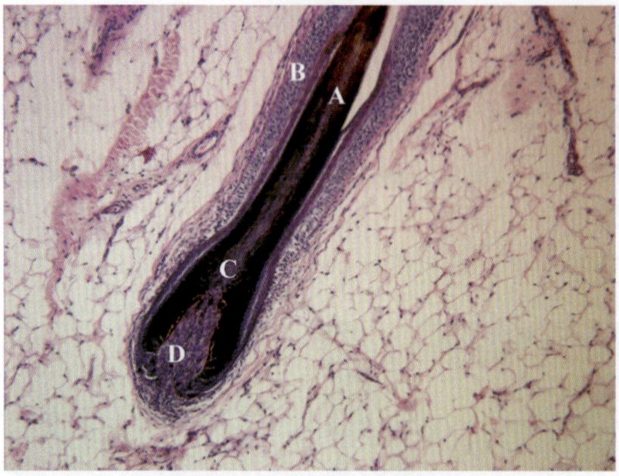

图 8-6　毛囊（×100）

A. 毛根　B. 毛囊　C. 毛球　D. 毛乳头

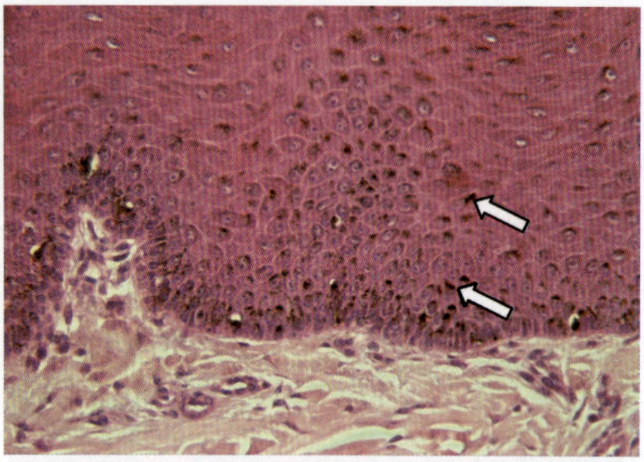

图 8-7　黑素细胞（×400）

⇨黑素颗粒

【复习思考】

1. 结合各层角质形成细胞的结构变化，说明表皮的角化过程。
2. 比较头皮与指皮结构的异同点。

【单元自测】

（赵　敏）

自测题和参考答案

第九章　循环系统
（Circulatory System）

循环系统由心血管系统和淋巴管系统组成。心血管系统包括心、动脉、毛细血管和静脉。淋巴管系统包括毛细淋巴管、淋巴管和淋巴导管。这些器官均为中空性器官，它们的管腔面均衬有一层内皮。

【学习目标】

1. 能够区分光镜下心壁的三层结构；分辨心内膜的浦肯野纤维。
2. 能够分辨光镜下大动脉、中动脉和小动脉的结构特点。
3. 能够描述光镜下中动脉和中静脉的结构差异。
4. 能够使用实验教程和数字化切片辨识毛细血管的光镜结构。

【关　键　词】

心内膜；心肌膜；心外膜；浦肯野纤维；内膜；中膜；外膜；内弹性膜；外弹性膜

【学习内容】

一、观察切片

（一）心壁（cardiac wall），HE 染色，No. 44

1. 观察要点　心内膜、心肌膜、心外膜、浦肯野纤维。

2. 肉眼观察　标本凹凸不平的一侧为心内膜，相对平整的一侧为心外膜，两者之间为心肌膜。

3. 低倍镜观察　由心腔向外依次观察心壁的三层结构（图 9-1，图 9-2）：

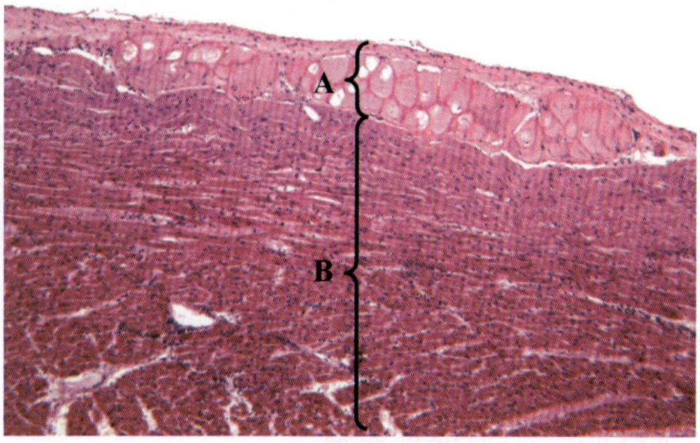

图 9-1　心壁（×40）
A. 心内膜　B. 心肌膜

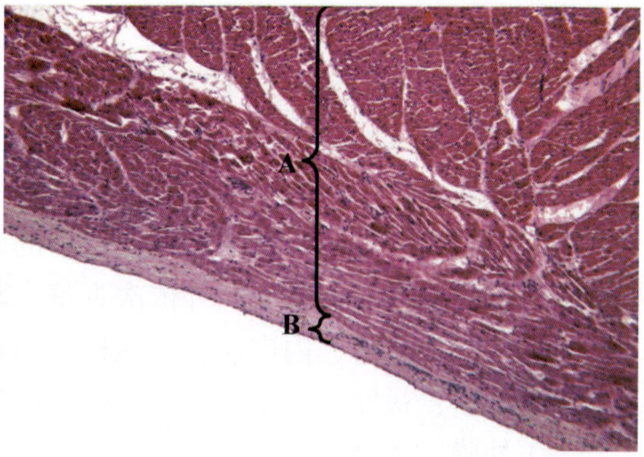

图 9-2　心壁（×40）
A. 心肌膜　B. 心外膜

（1）心内膜：较薄，表面为内皮。内皮下方为内皮下层，分为两层。内层由细密的结缔组织构成。外层又称为心内膜下层，由疏松结缔组织构成，其内可见成群分布、染色呈粉红色的浦肯野纤维（图 9-1）。

（2）心肌膜：较厚，占心壁绝大部分，主要由心肌纤维组成，其间有结缔组织和血管（图 9-1，图 9-2）。

（3）心外膜：较心内膜厚，由薄层结缔组织构成，外表覆以间皮（图 9-2）。

4. 高倍镜观察 重点观察浦肯野纤维的结构特点，并分清心内膜和心外膜（图 9-3，图 9-4）：

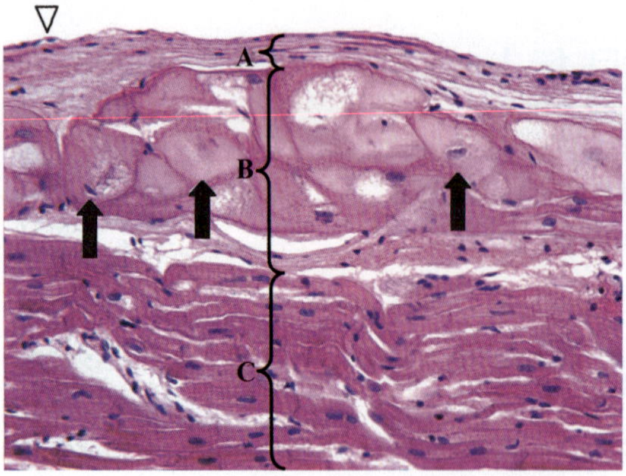

图 9-3 心壁（×400）

▽ 内皮 A. 内皮下层 B. 心内膜下层 C. 心肌膜

➡浦肯野纤维

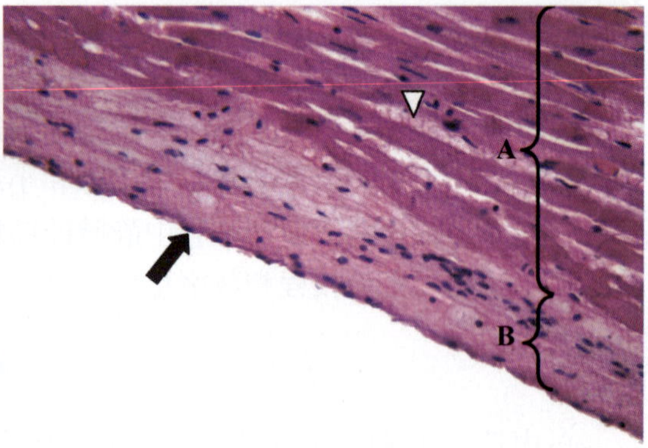

图 9-4 心壁（×400）

A. 心肌膜 B. 心外膜

➡间皮 ▽结缔组织

（1）心内膜：由内向外分为三层（图 9-3）：

1）内皮：薄，为单层扁平上皮。

2）内皮下层：为薄层结缔组织，内含有少量的平滑肌纤维。

3）心内膜下层：紧贴下方的心肌膜，为疏松结缔组织，内含蒲肯野纤维、小血管和神经等。浦肯野纤维常成群分布，形态不规则，其直径较一般心肌纤维粗，胞质丰富，周边染色深，中央染色浅，细胞核 1～2 个。

（2）心肌膜：最厚，由不同走行的心肌纤维组成，在切片中可见到纵、环、斜排列的心肌纤维断面，其间可见丰富的毛细血管和少量的结缔组织（图 9-3，图 9-4）。

（3）心外膜：为薄层结缔组织，其中可见小动脉、小静脉、毛细血管、神经及脂肪细胞，其外表面被覆一层间皮（图 9-4）。

（二）大动脉（large artery），HE 染色，No. 42

1. 观察要点 中膜、弹性膜。

2. 肉眼观察 标本中呈半环形或环形的结构为大动脉的横切面。

3. 低倍镜观察 由腔面向外依次观察大动脉管壁的三层结构（图 9-5）：

（1）内膜：最薄，内皮仅见其胞核，内皮下层较薄，内弹性膜与中膜分界不清。

（2）中膜：最厚，主要由数十层弹性膜组成，故大动脉又称弹性动脉。

（3）外膜：较薄，由结缔组织组成，其外弹性膜与中膜分界不清。

4. 高倍镜观察 重点观察中膜的弹性膜（图 9-6，图 9-7）：

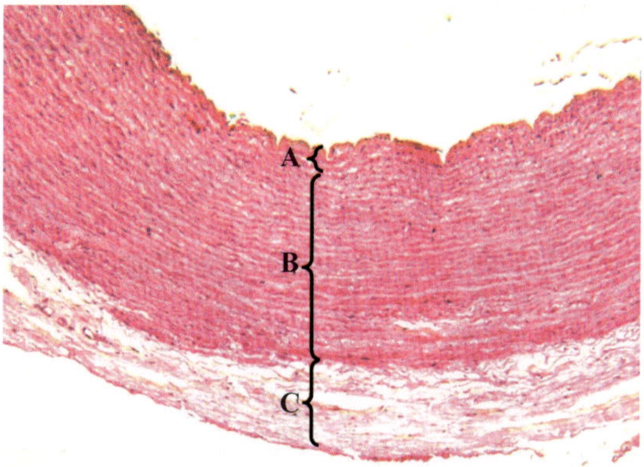

图 9-5　大动脉（×100）
A. 内膜　B. 中膜　C. 外膜

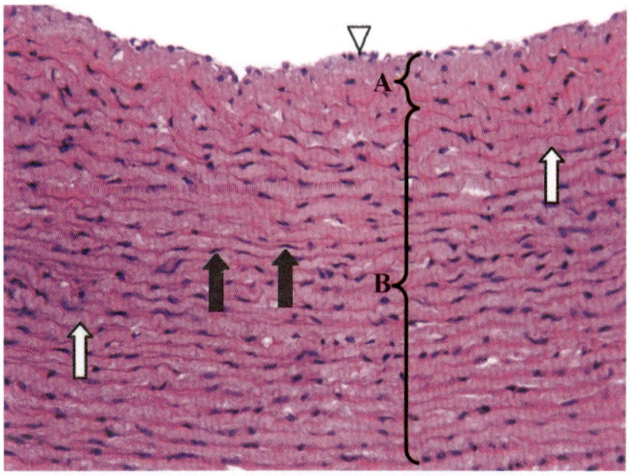

图 9-6　大动脉（×400）（1）
A. 内膜　B. 中膜　▽ 内皮　⇨弹性膜　➡平滑肌纤维

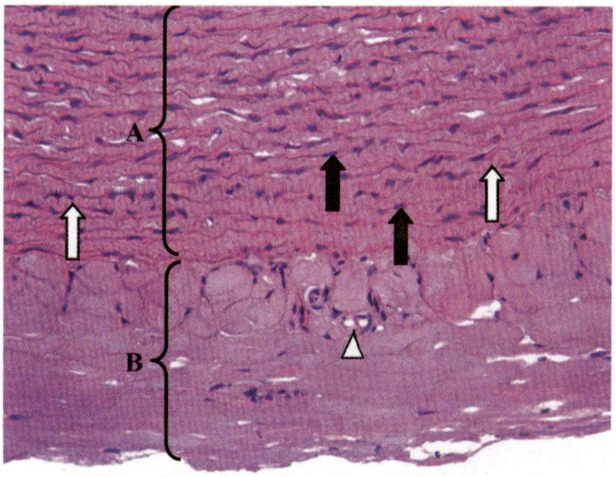

图 9-7　大动脉（×400）（2）
A. 中膜　B. 外膜　➡平滑肌纤维　⇨弹性膜　△小血管

（1）内膜：由内向外分为内皮、内皮下层和内弹性膜三层。

1）内皮：只见其扁圆形胞核，有时内皮脱落而不完整。

2）内皮下层：较厚，除胶原纤维和弹性纤维外，其间夹有少量平滑肌。

3）内弹性膜：与中膜的弹性膜相连续，故与中膜无明显分界（图 9-6）。

（2）中膜：最厚，可见数十层的弹性膜呈波浪状，着红色，折光性强，其间夹有平滑肌纤维和胶原纤维（图 9-6，图 9-7）。

（3）外膜：较中膜薄，外弹性膜与中膜的弹性膜相连，故与中膜无明显界限，其结缔组织中含有营养血管和神经（图 9-7）。

（三）中动脉（medium artery）和中静脉（medium vein），HE 染色，No. 41

1. 观察要点　中动脉、中膜、内弹性膜、外弹性膜、中静脉。

2. 肉眼观察　标本中管腔较大的两个环行断面分别为中动脉和中静脉的横切面。其中管壁厚、管腔小且形态规则的是中动脉；管壁薄、管腔大且形状不规则的是中静脉。

3. 低倍镜观察　区分中动脉和中静脉。中动脉管壁分层明显，内膜最薄，中膜较厚且着色深，外膜较薄且着色浅；中静脉管壁分层不如中动脉明显，外膜较中膜厚（图 9-8，图 9-9）。

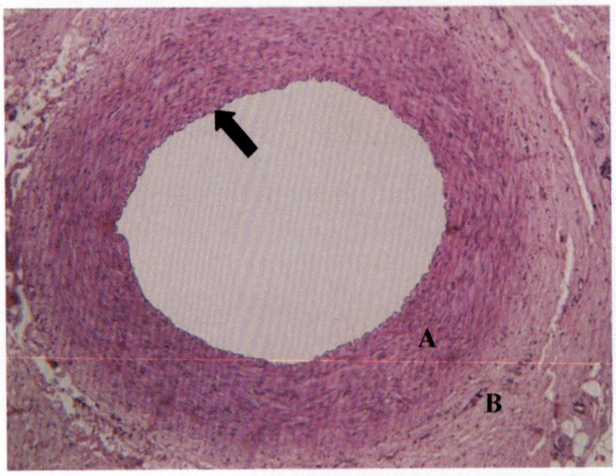

图 9-8　中动脉（×100）

A. 中膜　B. 外膜　➡内膜

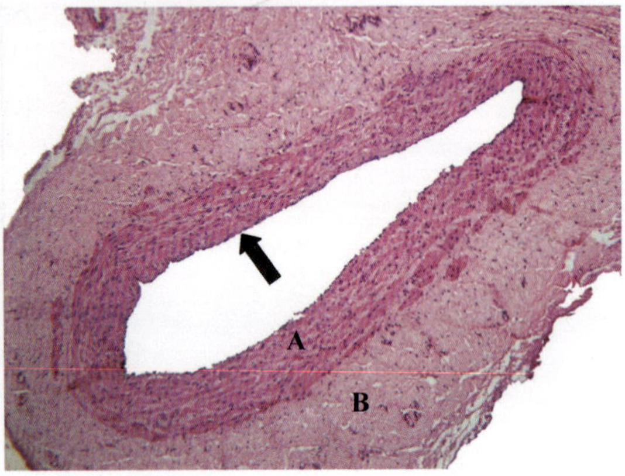

图 9-9　中静脉（×100）

A. 中膜　B. 外膜　➡内膜

4. 高倍镜观察　重点观察中动脉的内弹性膜、中膜和外弹性膜，并对比中动脉和中静脉管壁结构的差异（图 9-10，图 9-11）。

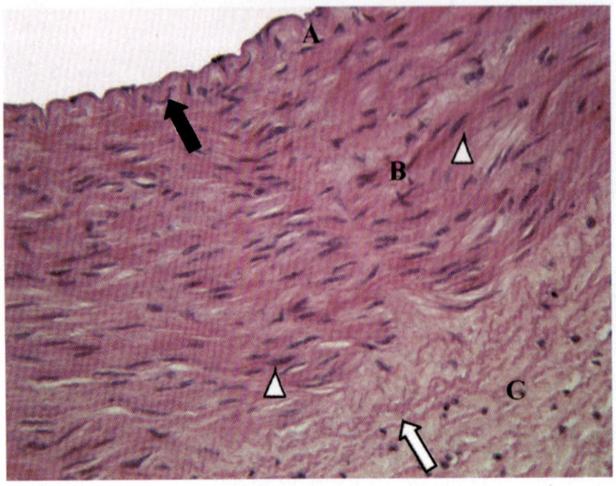

图 9-10　中动脉（×400）

A. 内膜　B. 中膜　C. 外膜　➡内弹性膜　⇨外弹性膜　△平滑肌纤维

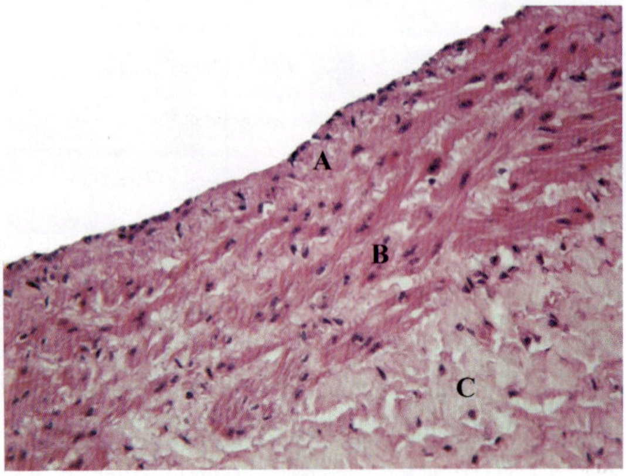

图 9-11　中静脉（×400）

A. 内膜　B. 中膜　C. 外膜

（1）中动脉：由管腔向外依次分为内、中、外三层膜（图 9-10）。

1）内膜：薄，又可分三层：最靠近管腔的一层为内皮，有的标本部分内皮细胞已脱落。内皮下方为内皮下层，薄而不明显。内皮下层的下方为内弹性膜，呈折光性强的波浪形均质状带，此为内膜与中膜的分界标志。

2）中膜：很厚，主要由多层环行的平滑肌组成，故中动脉又称肌性动脉，肌纤维之间有少量弹性纤维和胶原纤维。

3）外膜：由疏松结缔组织构成，着色浅。外弹性膜不明显。

（2）中静脉：管壁也可分内膜、中膜、外膜三层，但中膜与其伴行的中动脉的中膜较薄，平滑肌纤维少且排列较稀疏，外膜较中膜厚，主要由结缔组织组成，内、外弹性膜均不明显（图 9-11）。

（四）小动脉（small artery）、小静脉（small vein）、微动脉（arteriole）、微静脉（venule）和毛细血管（capillary），HE 染色，No. 41

1. 观察要点　小动脉、小静脉、微动脉、微静脉、毛细血管。

2. 肉眼观察　在中动脉和中静脉周围的结缔组织即为观察部位。

3. 低倍镜观察　在脂肪组织或结缔组织内可见许多伴行的小血管，包括小动脉、小静脉、微动脉、微静脉等，动脉管壁厚而管腔小，静脉管壁薄而管腔大。

4. 高倍镜观察　重点分辨以下结构。

（1）小动脉、微动脉：小动脉管壁较伴行的小静脉厚，管腔规则。内膜薄，可见内皮细胞的胞核因细胞收缩而呈不规则的圆形凸向腔内，管径较大的小动脉可见内弹性膜；中膜较厚，可见数层平滑肌成环行紧密排列；外膜的厚度与中膜接近，与周围结缔组织移行，外弹性膜不明显（图 9-12）。微动脉管壁更薄，管径更小，无内、外弹性膜，中膜仅有 1～2 层平滑肌和少量胶原纤维（图 9-13）。

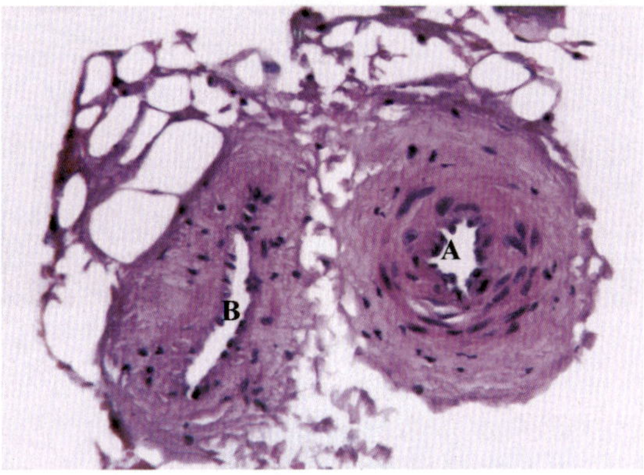

图 9-12　小动脉、小静脉（×400）

A. 小动脉　B. 小静脉

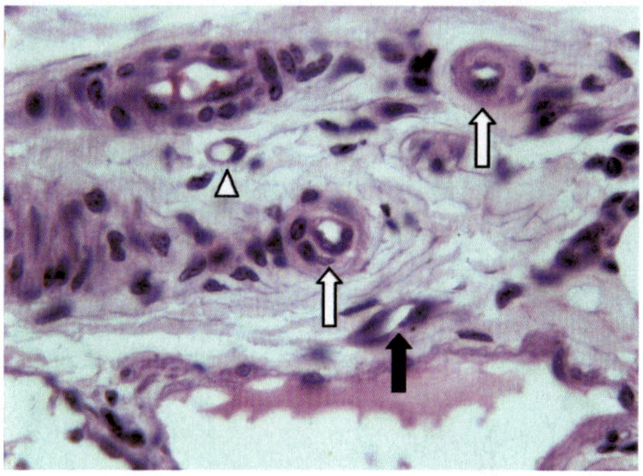

图 9-13　微动脉、微静脉、毛细血管（×1000）

⇨微动脉　➡微静脉　△毛细血管

（2）小静脉、微静脉：小静脉的管壁薄、管腔大且不规则。三层膜分界不清，在管壁的内皮外可见 1～2 层平滑肌（图 9-12）。微静脉管壁更薄，管径更小，管腔不规则，内皮外可见或不可见平滑肌纤维，外膜薄。

（3）静脉瓣：管径 2mm 以上的静脉，尤其是四肢的血管，常有静脉瓣（图 9-14），瓣膜由内膜凸入管腔折叠而成，常成对存在，可以防止血液逆流。但只有部分切片可见。

（4）毛细血管：在脂肪组织或疏松结缔组织间可见管腔特别小的断面，仅由 2～3 个内皮细胞围成，内皮细胞核突向腔面，为毛细血管。有的毛细血管腔内可见红细胞（图 9-13）。

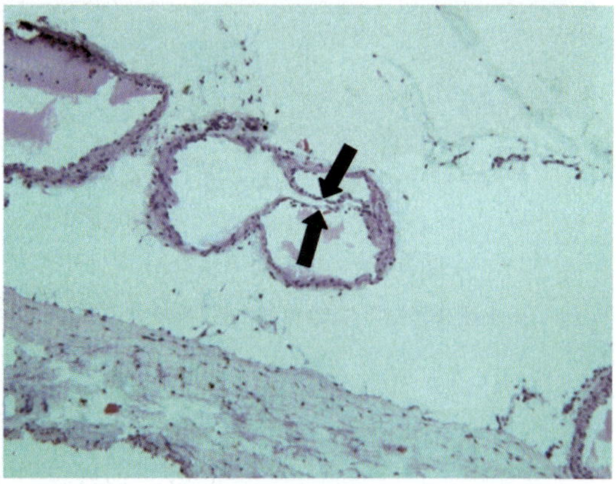

图 9-14　静脉瓣（×400）

➡静脉瓣

二、示教切片

（一）大动脉（large artery），Masson’s trichrome 染色

1. 观察要点 弹性膜。

2. 肉眼观察 标本呈淡蓝色弧形管壁。

3. 低倍镜观察 内膜和中膜不易区分。中膜内可见数十层深紫色的波浪形条纹，为大量的弹性膜（图 9-15）。

4. 高倍镜观察 中膜内可见大量的深紫色波浪形条纹，即为弹性膜。弹性膜之间可见紫色的细丝，为弹性纤维。弹性膜或弹性纤维之间为平滑肌纤维（图 9-16）。

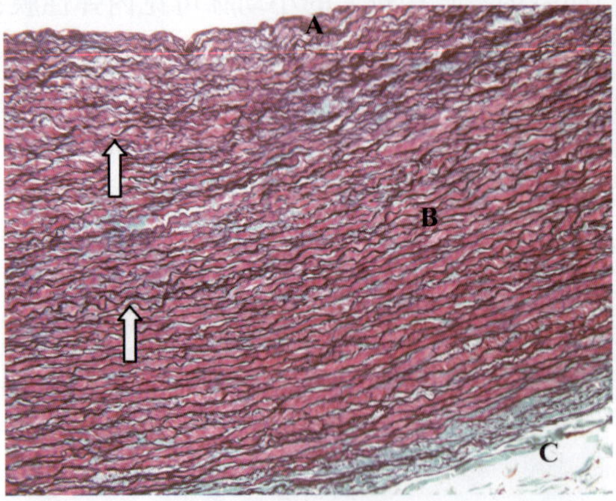

图 9-15 大动脉（×200）

A. 内膜 B. 中膜 C. 外膜 ⇨ 弹性膜

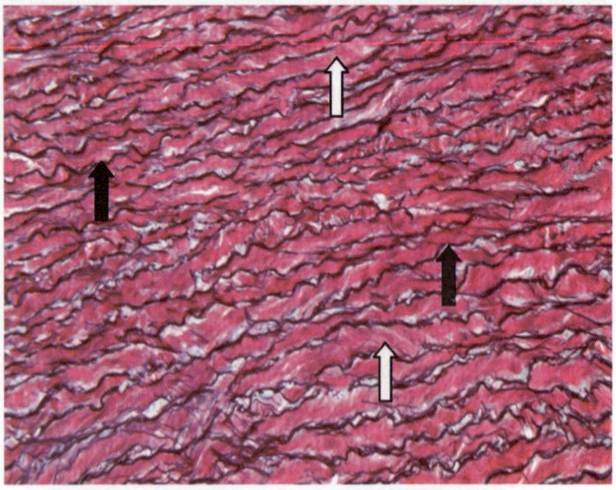

图 9-16 大动脉（×400）

➡ 弹性膜 ⇨ 平滑肌纤维

（二）中动脉（medium artery），Masson’s trichrome 染色

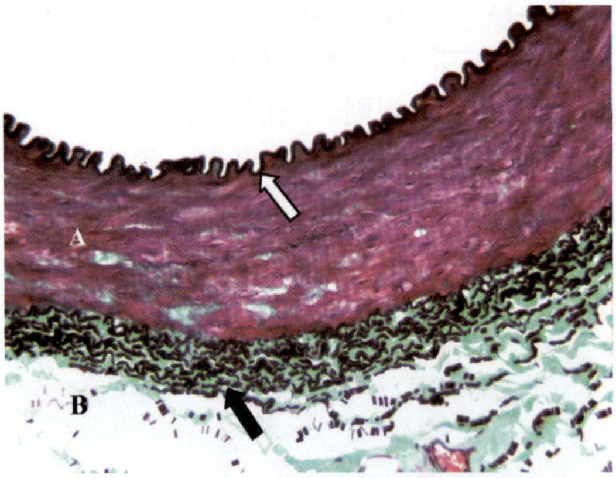

图 9-17 中动脉（×400）

A. 中膜 B. 外膜 ⇨ 内弹性膜 ➡ 外弹性膜

1. 观察要点 内弹性膜、中膜、外弹性膜。

2. 肉眼观察 标本中可见腔面侧着紫蓝色、管外侧着浅蓝色的管状断面为中动脉。

3. 低倍镜观察 自管腔向外，可见划分明显的内、中、外膜三层结构。

4. 高倍镜观察 靠近管腔处可见深染的波纹状内弹性膜，中膜内可见数层着红色的平滑肌纤维，在中膜与外膜之间，明显可见明显的深染的波浪形结构，为外弹性膜（图 9-17）。

【复 习 思 考】

1. 结合心脏和各级动脉管壁的结构特点，解析它们在循环系统中的功能差异。
2. 简述浦肯野纤维在心壁上的分布和形态结构特点。
3. 基于血管壁的一般结构，比较中动脉和中静脉的组织结构特点。
4. 光镜下如何分辨大动脉、中动脉和小动脉。
5. 连续毛细血管、有孔毛细血管和血窦管壁结构有何不同？

【单 元 自 测】

（赵　敏）

自测题和参考答案

第十章 免疫系统

（Immune System）

免疫系统是机体重要的防御系统，由淋巴器官、淋巴组织、免疫细胞和免疫分子组成，淋巴组织是构成淋巴器官的主要成分，同时也广泛分布于消化管、呼吸道和生殖管道等非淋巴器官内。淋巴器官分为中枢淋巴器官和外周淋巴器官。中枢淋巴器官包括胸腺和骨髓，外周淋巴器官包括淋巴结、脾和扁桃体等。

【学习目标】

1. 能够分辨淋巴结和脾的光镜结构，对比淋巴结和脾在结构上的异同点。
2. 能够使用实验教程和数字化切片理解胸腺、扁桃体的结构特点。

【关 键 词】

淋巴小结；弥散淋巴组织；淋巴索；胸腺小体

【学习内容】

一、观察切片

（一）淋巴结（lymph node），HE 染色，No.45

1. 观察要点 浅层皮层、副皮质区、皮质淋巴窦、髓索、髓窦。

2. 肉眼观察 淋巴结呈椭圆形，表面被覆有被膜，被膜下染色较深为皮质，中央浅染区为髓质。淋巴结一侧凹陷无皮质结构为淋巴结门部。

3. 低倍镜观察

（1）被膜与小梁：被膜由薄层致密结缔组织构成，染成粉红色。被膜和门部的结缔组织伸入淋巴结实质内形成小梁。切片上在淋巴结皮质内可见小梁与被膜相连。在髓质内可见小梁的不同断面，呈条索状、椭圆形或不规则圆块状的结构（图 10-1）。

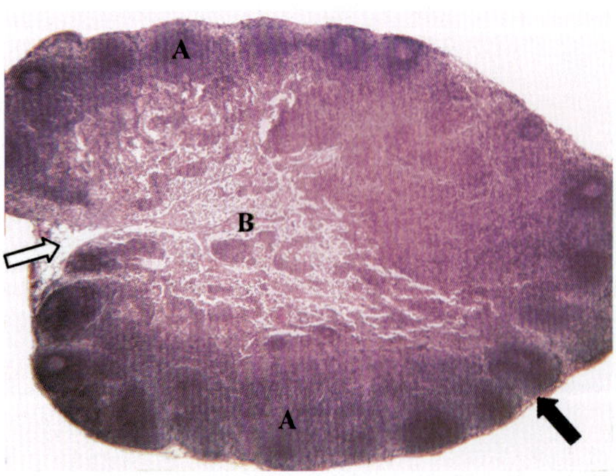

图 10-1 淋巴结（×20）

A. 皮质 B. 髓质 ➡被膜 ⇨淋巴结门部

（2）皮质（图 10-2，图 10-3）

1）浅层皮层：位于被膜下方，主要含有 B 细胞，可见球形或椭圆形的淋巴小结，数量不定，构成皮质的主要部分。淋巴小结的周围部着色较深，中心浅染，称为生发中心。

2）副皮质区：为位于浅层皮质深部的弥散淋巴组织，主要含大量 T 细胞，故又称胸腺依赖区，此区内可见高内皮的毛细血管后微静脉。

3）皮质淋巴窦：包括被膜与浅层皮质之间的被膜下窦和小梁周围的小梁周窦。被膜下窦为一个较宽的扁囊，结构疏松且含淋巴细胞稀少，故着色较浅。小梁周窦在低倍镜下不易辨认，但可根据位置关系和结构特点予以定位。

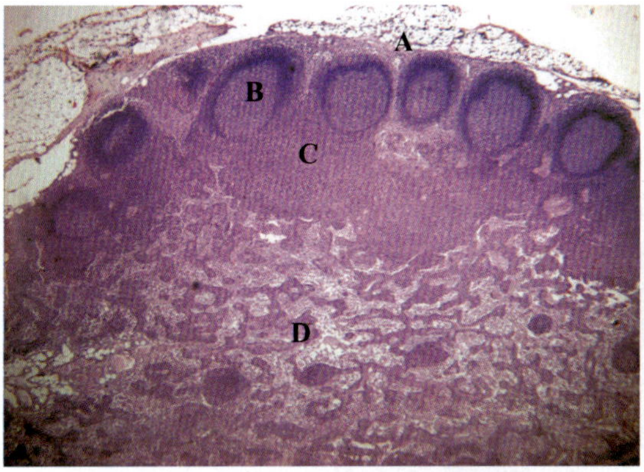

图 10-2　淋巴结皮质（×40）（1）

A. 被膜 B. 淋巴小结 C. 副皮质区 D. 髓质

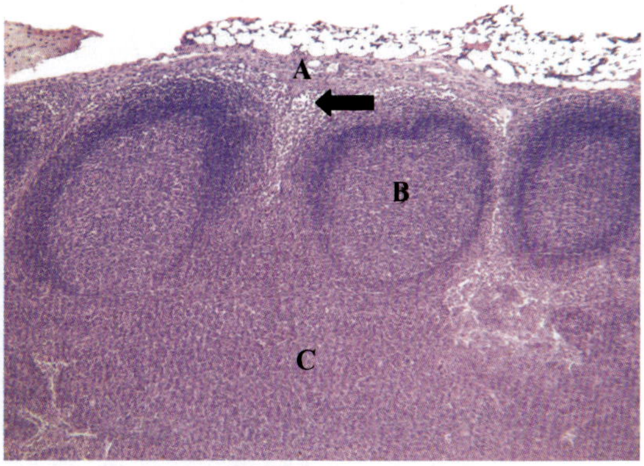

图 10-3　淋巴结皮质（×100）（2）

A. 被膜 B. 淋巴小结 C. 副皮质区 ➡被膜下淋巴窦

（3）髓质（图 10-4）

1）髓索：为髓质中呈条索状的淋巴组织，染色较深，彼此相连，切片中粗细不等，形状不规则。

2）髓窦：在髓索之间或髓索与小梁之间染色浅的区域，即为髓窦。其走行迂曲，窦腔较宽大，且分枝吻合成网。

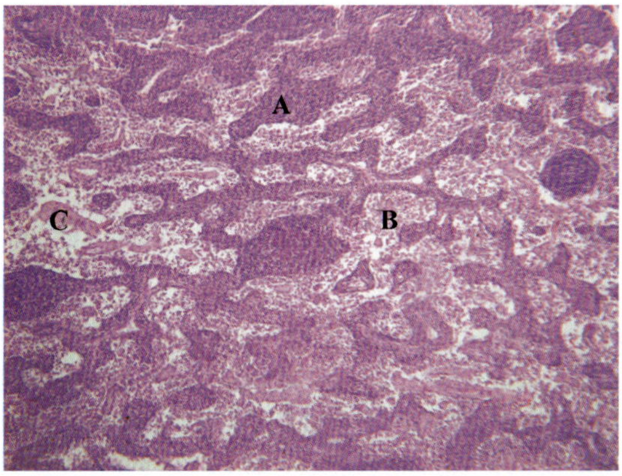

图 10-4　淋巴结髓质（×100）（1）

A. 髓索 B. 髓窦 C. 小梁

4. 高倍镜观察

（1）皮质

1）淋巴小结：在发育完好、明显可见生发中心的淋巴小结中，从被膜下淋巴窦向髓质方向可依次见到小结帽、明区、暗区。小结帽呈新月形，由小淋巴细胞组成。明区和暗区的淋巴细胞较大而幼稚，组成生发中心。暗区的淋巴细胞胞质嗜碱性较强，故着色深。

2）副皮质区：以小淋巴细胞为主，弥散分布。此区可见毛细血管后微静脉。其结构特点为管腔明显，内皮细胞呈立方形。

（2）髓质（图 10-5）

1）髓索：主要由B细胞和浆细胞组成，与副皮质区相连。淋巴细胞呈索条状分布，并相互连接呈网状。

2）髓窦：窦壁由扁平的内皮细胞围成，附于髓索及小梁表面，其胞核扁平，胞体薄。窦腔内分布着星状多突的网状细胞，胞核较大，圆形，胞质弱嗜酸性。网状细胞以胞突彼此相连，在网眼内可见少量游离的淋巴细胞及巨噬细胞。巨噬细胞的胞体较大，卵圆形，胞核较小，呈圆形，胞质较多，嗜酸性较强。

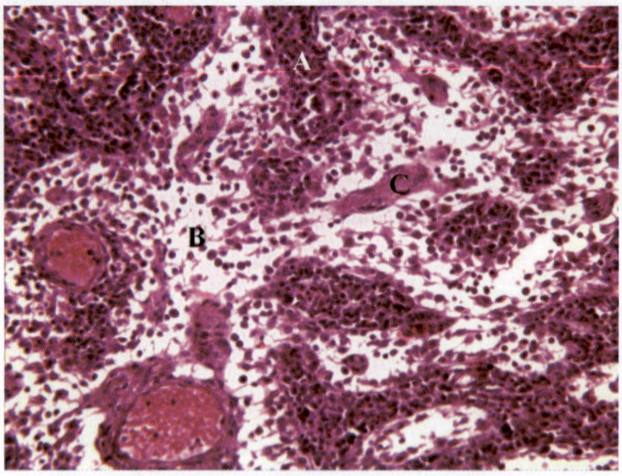

图 10-5 淋巴结髓质（×400）(2)

A. 髓索 B. 髓窦 C. 小梁

（二）脾（spleen），HE 染色，No.46

1. 观察要点 红髓、白髓、脾小结、动脉周围淋巴鞘、脾索、脾血窦。

2. 肉眼观察 标本内的实质大部分呈红紫色，为红髓，红髓中散在分布着深蓝紫色的圆形或椭圆形结构，为白髓，红、白髓之间移行区域为边缘区。

3. 低倍镜观察

（1）被膜和脾小梁：标本一侧表面有较厚的被膜，由致密结缔组织组成，内含有少量平滑肌纤维。被膜表面覆有间皮。被膜的结缔组织伸入实质，形成脾小梁。

（2）实质

1）白髓：染成蓝紫色，散在分布于脾的实质。白髓由动脉周围淋巴鞘和脾小体或脾小结构成。动脉周围淋巴鞘为弥散的淋巴组织，呈长筒状包在中央动脉周围，由于走行方向不一，可见不同的断面形态，但中央均有中央动脉的断面，是其结构的重要特征。脾小体即淋巴小结，位于动脉周围淋巴鞘的一侧，主要由大量B淋巴细胞组成，常有生发中心，其帽部朝向红髓，特点与淋巴结的淋巴小结相似（图 10-6，图 10-7）。

2）红髓：分布于白髓之间，由脾窦和脾索构成。脾窦为腔大、不规则的血窦，呈小裂隙状，走行迂曲，并相互通连呈网，腔内充满血液。脾索位于相邻的脾窦之间，呈分枝条索状。在红髓中有小梁穿行。小梁被染成粉红色，被切成长条状或块状（图 10-6，图 10-7）。

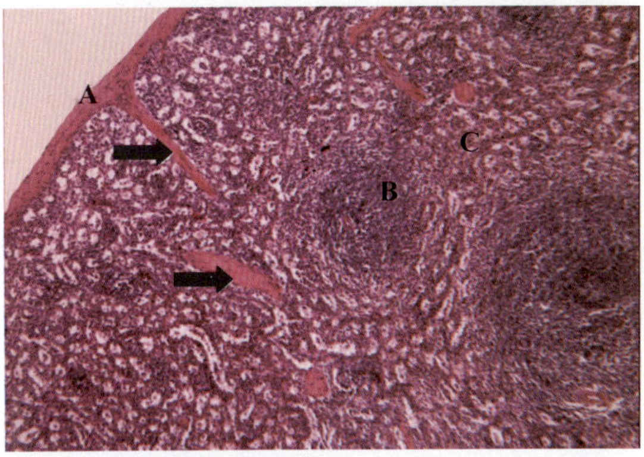

图 10-6 脾（×100）（1）

A. 被膜 B. 白髓 C. 红髓 ➡小梁

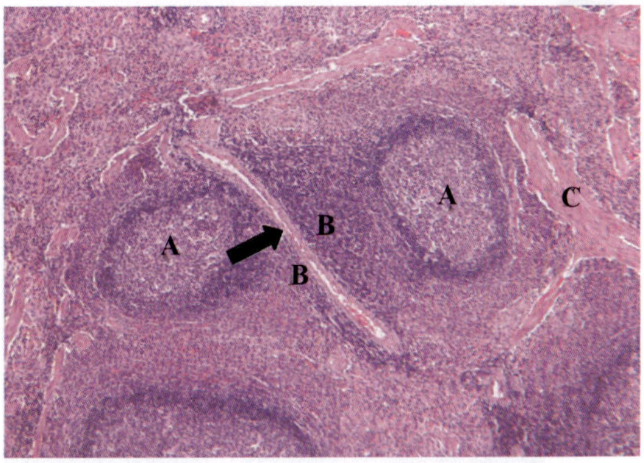

图 10-7 脾（×100）（2）

A. 脾小体 B. 动脉周围淋巴鞘 C. 小梁 ➡中央动脉

4. 高倍镜观察

（1）动脉周围淋巴鞘：淋巴组织以小淋巴细胞为主，密集分布。动脉周围淋巴鞘的中央有中央动脉。

（2）脾窦：窦壁内皮细胞胞核突向窦腔，窦腔内可见血细胞，以红细胞居多（图 10-8）。

（3）脾索：呈不规则的条索状，由网状组织构成支架，网眼中含有很多红细胞、淋巴细胞、巨噬细胞等（图 10-8）。

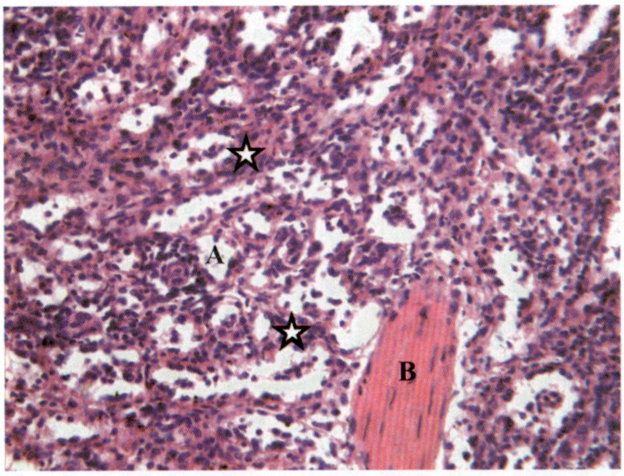

图 10-8 脾（×400）

A. 脾窦 B. 小梁 ☆ 脾索

二、示教切片

（一）胸腺（thymus），HE 染色

1. 观察要点 皮质、髓质、胸腺小体。

2. 肉眼观察 标本染色深浅不一，染色深处为皮质，染色较浅部分为髓质。

3. 低倍镜观察（图 10-9，图 10-10）：

（1）被膜和小叶间隔：在标本表面，有薄层结缔组织，染成红色，此为被膜。被膜伸入实质内的部分，即为小叶间隔，将胸腺实质分隔成许多不完整的胸腺小叶。

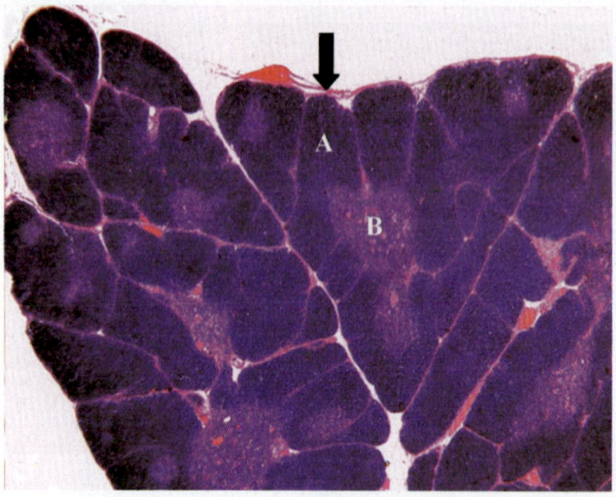

图 10-9　胸腺（×40）
A. 皮质 B. 髓质 ➡ 被膜

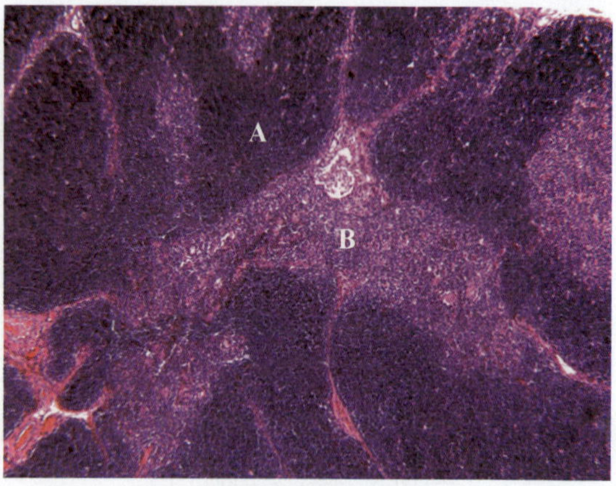

图 10-10　胸腺（×100）
A. 皮质 B. 髓质

（2）皮质：位于胸腺小叶周边，染色深呈紫蓝色，相邻胸腺小叶的皮质之间有小叶间隔存在。皮质主要由大量而密集的淋巴细胞、巨噬细胞及上皮性网状细胞构成，无淋巴小结和淋巴窦。

（3）髓质：位于小叶深部，染色较皮质浅。相邻胸腺小叶的髓质彼此相连。髓质也由少量淋巴细胞和上皮性网状细胞、巨噬细胞组成，但淋巴细胞数量比皮质少，故着色浅。在髓质中还可见到椭圆形或不规则形的粉红色小体，即为胸腺小体，是胸腺髓质的特征性结构。

4. 高倍镜观察　髓质内的上皮性网状细胞较多，呈星形，核较大呈椭圆形，胞质嗜酸性。胸腺小体大小不一，由多层扁平的上皮性网状细胞呈同心圆围成，中央的细胞往往变性而失去细胞结构，核消失，成为均匀的嗜酸性物质（图 10-11）。

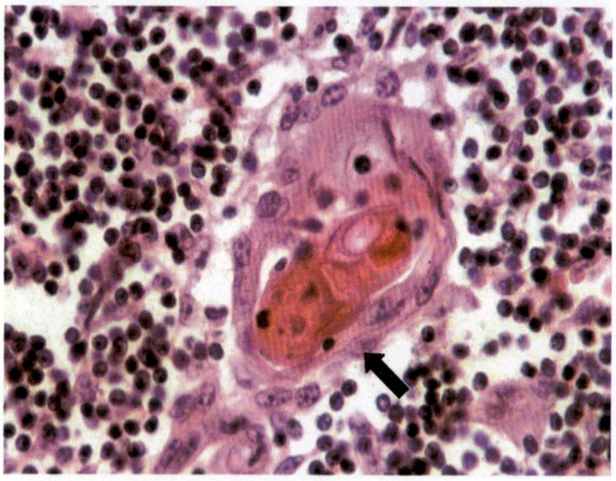

图 10-11　胸腺（×400）
➡ 胸腺小体

（二）腭扁桃体（palatine tonsil），HE 染色

低倍镜观察：

1. 黏膜上皮和隐窝　在腭扁桃体的外表面被覆着黏膜上皮，它是由未角化的复层扁平上皮构成。上皮陷入扁桃体内部形成隐窝。隐窝的上皮也是复层扁平上皮。

2. 淋巴组织　上皮下及隐窝周围结缔组织内分布着大量淋巴小结及弥散淋巴组织。淋巴小结的生发中心较明显（图 10-12）。

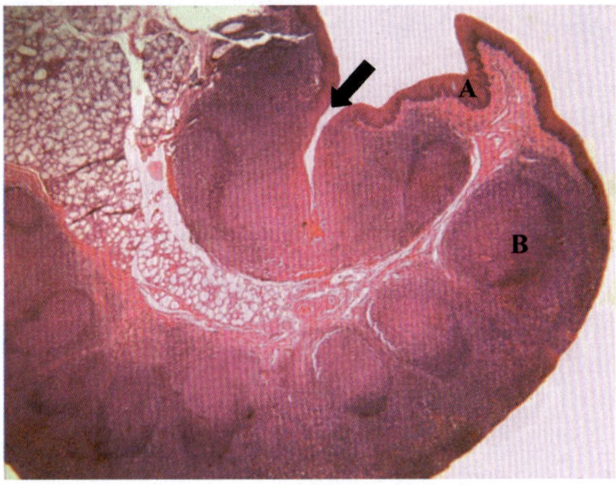

图 10-12　腭扁桃体（×40）

A. 复层扁平上皮　B. 淋巴小结　➡隐窝

【复习思考】

1. 淋巴组织分为哪几种类型，各自有什么结构特点?
2. 中枢和外周淋巴器官在发生时间、结构和功能等方面有什么不同?
3. 比较淋巴结和脾的结构和功能异同。
4. 血 - 胸腺屏障的组成和意义。

【单元自测】

（张东葵）

自测题和参考答案

第十一章　消　化　管
（Digestive Tract）

消化管是一条从口腔到肛门的连续管道，包括口腔、咽、食管、胃、小肠和大肠。这些器官具有相似的组织结构特征，即消化管除口腔和咽外，管壁由内向外均可分为四层，依次分为黏膜、黏膜下层、肌层和外膜。各段管壁又具有与其功能相适应的结构特点。

【学习目标】

1. 能够在光镜下分辨胃和小肠壁的光镜结构。
3. 能够在光镜下对比十二指肠、空肠和回肠的结构特点。
5. 能够使用实验教程和数字化切片理解食管、结肠的光镜结构特点。

【关　键　词】

表面黏液细胞；胃底腺；肠绒毛；小肠腺；十二指肠腺；集合淋巴小结

【学习内容】

一、观察切片

（一）食管（esophagus），HE 染色，No. 9

1. 观察要点　上皮、食管腺、肌层。

2. 肉眼观察　标本为着色不均的不规则块状，染紫蓝色一侧为食管的腔面，另一侧为外膜。

3. 低倍镜观察　由腔面向腔外依次观察食管管壁的四层结构（图 11-1，图 11-2）。

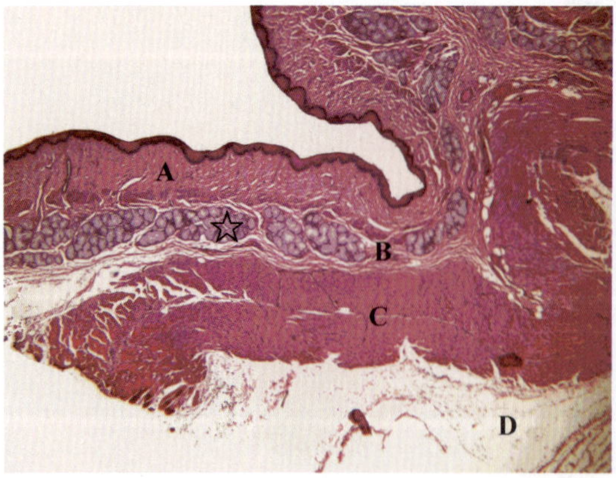

图 11-1　食管（×40）
A. 黏膜　B. 黏膜下层　C. 肌层　D. 外膜
☆ 食管腺

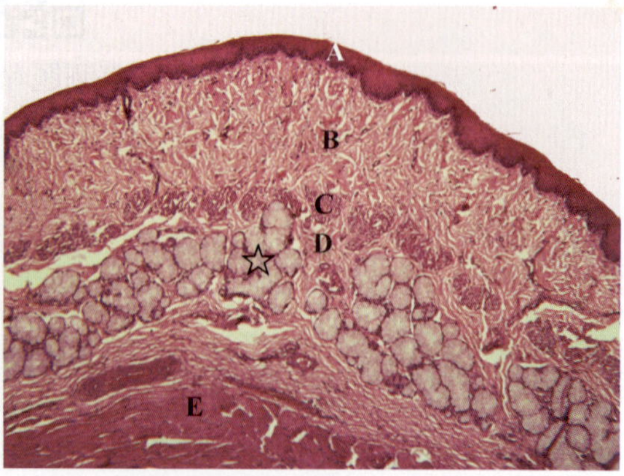

图 11-2　食管（×100）
A. 上皮　B. 固有层　C. 黏膜肌层　D. 黏膜下层　E. 肌层
☆ 食管腺

（1）黏膜：为染色较深的一侧，表面可见着紫蓝色的上皮，较厚，由未角化的复层扁平上皮构成。上皮深面为固有层，着粉红色，为细密结缔组织，内有小血管、淋巴管及食管腺的导管等。固有层下方为一层纵行的平滑肌束，本切片为食管横切面，可见平滑肌纤维的横断面，即为黏膜肌层。

（2）黏膜下层：位于黏膜层与肌层之间，为疏松结缔组织，着粉红色，内含染色浅的黏液性食管腺、小血管等。食管腺周围可见散在的淋巴细胞，偶见淋巴小结。黏膜和部分黏膜下层突向管腔，形成纵行皱襞。

（3）肌层：位于黏膜下层下方，较厚，肌纤维呈内环、外纵两层排列。因取材部位的不同，肌组织的类型也不相同。若取自食管上 1/3 段，则为骨骼肌，若取自食管下 1/3 段，则为平滑肌，若取自食管中 1/3 段，则可见两种肌组织的混合。

（4）外膜：为纤维膜，由结缔组织构成，内有较大血管、神经和淋巴管。

4. 高倍镜观察　重点观察上皮、食管腺和肌层的特点。

（二）胃（stomach），HE 染色，No. 53

1. 观察要点　上皮、胃小凹、表面黏液细胞、胃底腺、主细胞、壁细胞。

2. 肉眼观察　标本为不规则长条形，有较大突起（为皱襞）且着色较深的一层为黏膜层，着粉红色、较厚而且平坦的部分为肌层，两者之间着色较浅的一层为黏膜下层，最外侧为外膜。

3. 低倍镜观察　由腔面向外依次观察胃壁的四层结构（图 11-3，图 11-4）。

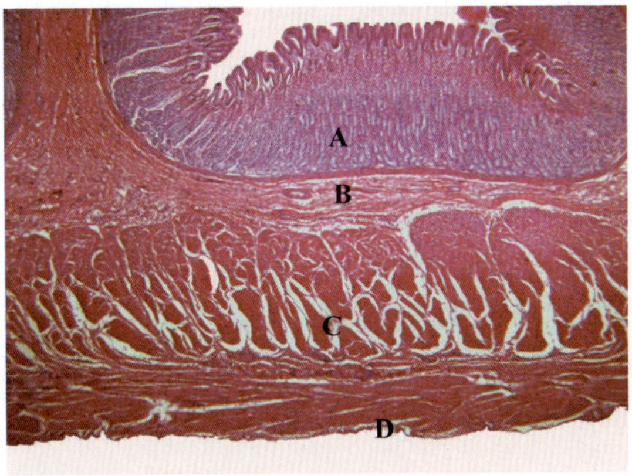

图 11-3　胃（×40）

A. 黏膜　B. 黏膜下层　C. 肌层　D. 外膜

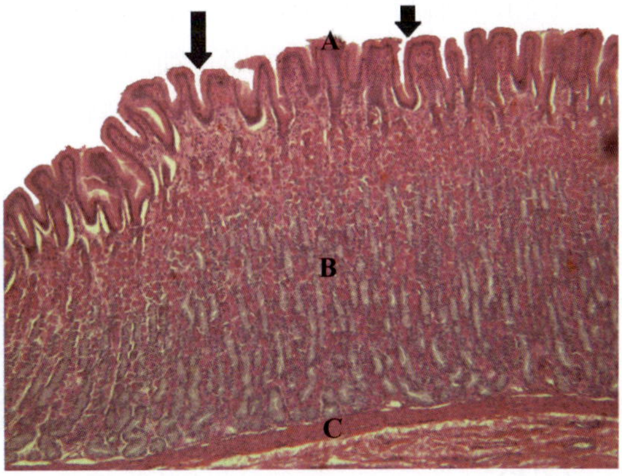

图 11-4　胃黏膜（×100）

A. 上皮　B. 固有层　C. 黏膜肌层　➡胃小凹

（1）黏膜：靠腔面，表面由单层柱状上皮覆盖，有许多较浅的上皮凹陷，即胃小凹。上皮深面为固有层，在固有层内可见很多胃底腺的切面，结缔组织则较少，被挤在腺体之间。胃底腺是单管状腺或分枝管状腺，开口于胃小凹，分为颈、体、底三部。颈部短，与胃小凹相连；体部较长；底部略微膨大，可达黏膜肌层。因切面不同，胃底腺在切片标本中可呈现圆形、卵圆形或长条形等切面。固有层下方可见两薄层平滑肌，呈内环、外纵排列，为黏膜肌层。

（2）黏膜下层：位于黏膜肌层下方，为疏松结缔组织，其中常见较大的血管、淋巴管，少数标本切片可见黏膜下神经丛。

（3）肌层：位于黏膜下层下方，较厚，为平滑肌，其肌纤维呈内斜、中环、外纵排列，肌层间可见肌间神经丛。

（4）外膜：为浆膜，由薄层疏松结缔组织及其被覆的间皮构成。

4. 高倍镜观察 重点观察胃黏膜上皮和胃底腺细胞（图 11-5，图 11-6）。

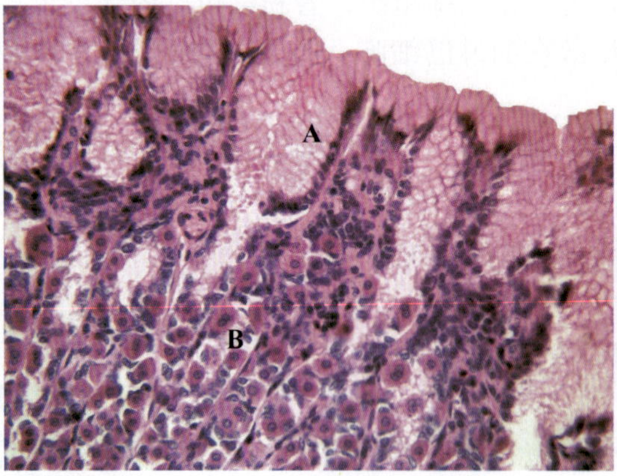

图 11-5 胃黏膜（×400）

A. 上皮 B. 固有层

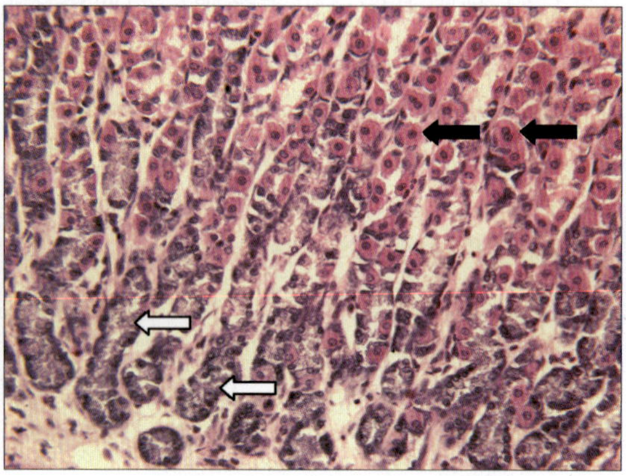

图 11-6 胃底腺细胞（×400）

➡壁细胞 ⇨主细胞

（1）上皮：为单层柱状上皮，主要由表面黏液细胞构成。该细胞位于胃黏膜上皮或胃小凹的表面，呈柱状，核椭圆形，位于细胞的基底部，顶部细胞质中充满黏原颗粒，在 HE 染色制片过程中被溶解，故着色浅，呈空泡状（图 11-5）。

（2）主细胞：数量最多，主要分布于胃底腺的体部和底部，细胞体积小，呈柱状，核圆形，位于细胞的基底部，细胞顶端细胞质内因含大量酶原颗粒，酶原颗粒多消失，故胞质顶端着色浅，但细胞基部的细胞质嗜碱性强，染为紫蓝色（图 11-6）。主细胞分泌胃蛋白酶原，又称为胃酶细胞。

（3）壁细胞：数量较主细胞少，主要分布于胃底腺的颈部和体部，细胞体积较大，呈圆形或锥体形，核圆形，位于细胞的中央，有的细胞可见双核，细胞质呈强嗜酸性，染为红色（图 11-6）。壁细胞分泌盐酸和内因子，又称为泌酸细胞。

（4）颈黏液细胞：数量少，主要分布于胃底腺的颈部，细胞界线不易分清，常呈楔形夹在壁细胞之间。细胞形态不规则，核扁圆形，位于细胞的基底部，胞质染色浅淡，不易辨认。

（三）十二指肠（duodenum），HE 染色，No. 54

1. 观察要点 上皮、纹状缘、肠绒毛、小肠腺、十二指肠腺。

2. 肉眼观察 标本为十二指肠的纵切面，呈长条形，其高低不平染色深的一侧为肠腔面，另一侧较平整为外膜。

3. 低倍镜观察 由腔面向外依次观察十二指肠壁的四层结构（图 11-7）。

（1）黏膜：黏膜和部分黏膜下层共同向肠腔突起，形成环形皱襞。皱襞表面的黏膜上皮和固有层突向肠腔，形成肠绒毛。上皮为单层柱状上皮，固有层为结缔组织，含大量的小肠腺和丰富的淋巴细胞等，固有层与黏膜下层之间可见两薄层平滑肌，呈内环、外纵排列，此为黏膜肌层。

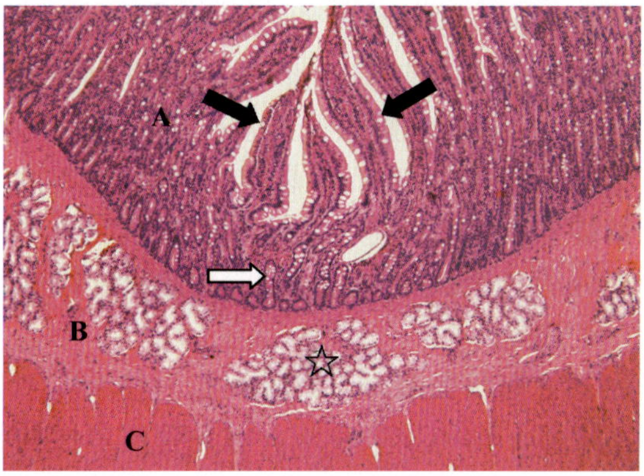

图 11-7 十二指肠（×100）

A. 黏膜 B. 黏膜下层 C. 肌层 ➡肠绒毛 ⇨小肠腺 ☆ 十二指肠腺

（2）黏膜下层：位于黏膜肌层下方，为结缔组织，除含有血管、淋巴管、黏膜下神经丛外，还可见十二指肠所特有的十二指肠腺。

（3）肌层：位于黏膜下层下方，由内环、外纵两层平滑肌组成，染为红色。肌层间可见肌间神经丛。

（4）外膜：大部分为浆膜。

4. 高倍镜观察 重点分辨以下结构（图 11-8，图 11-9）。

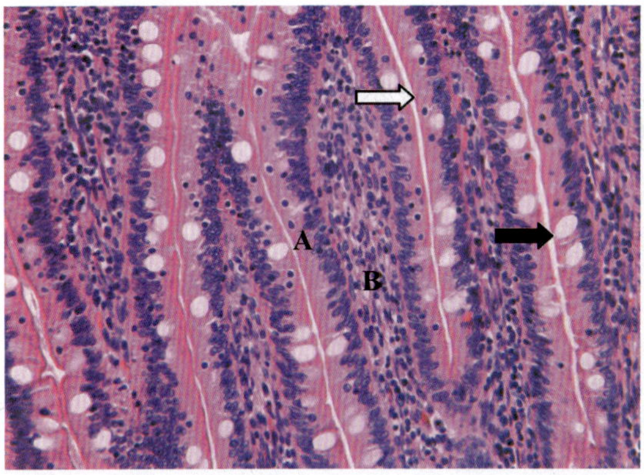

图 11-8 十二指肠 （×400）（1）

A. 上皮 B. 固有层 ⇨纹状缘 ➡杯状细胞

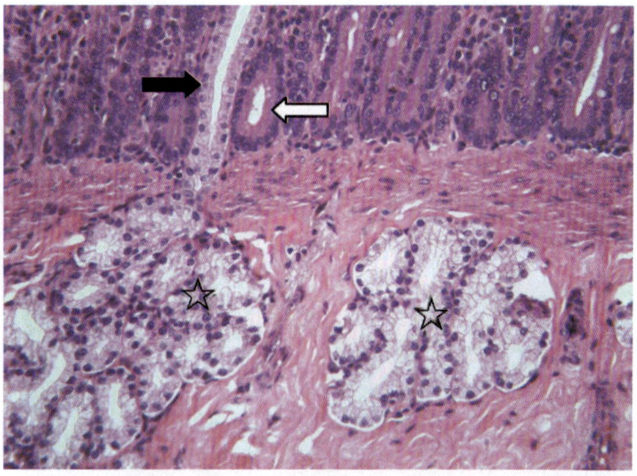

图 11-9 十二指肠（×400）（2）

⇨小肠腺 ➡十二指肠腺导管 ☆十二指肠腺

（1）肠绒毛：为黏膜上皮和固有层向肠腔形成的突起，呈宽大的叶片状。被覆在肠绒毛表面的是单层柱状上皮，主要由吸收细胞、杯状细胞和少量内分泌细胞组成（图 11-8）。吸收细胞呈高柱状，核椭圆形，靠近细胞基底部，其游离面可见明显的一条线状结构，染色深，此为纹状缘。在吸收细胞间夹有杯状细胞，细胞形似高脚酒杯，顶部膨大，底部狭窄含深染的细胞核，细胞质内充满黏原颗粒，在制片过程中被溶解，呈空泡状。肠绒毛的中轴为固有层结缔组织，有的切片可见纵行走向的中央乳糜管，是毛细淋巴管，起始部为盲囊状膨大，管腔大小不等，管壁由内皮构成，可见内皮细胞核沿管腔纵行排列。在中央乳糜管的周围，可见毛细血管、散在的平滑肌纤维、淋巴细胞等。

（2）小肠腺：为单管状腺，由相邻肠绒毛根部之间的上皮下陷到固有层形成，直接开口于肠腔（图 11-9）。构成小肠腺的细胞除吸收细胞、杯状细胞、内分泌细胞外，还有帕内特细胞和干细胞，其中，以吸收细胞数量最多；杯状细胞散在分布于吸收细胞之间，数量较少；干细胞多位于小肠腺的基底部，不易与吸收细胞区别。

注意肠绒毛与小肠腺的鉴别：肠绒毛为上皮和固有层突出形成的结构，固有层结缔组织位于中央，上皮位于外周；小肠腺为上皮向深部固有层结缔组织凹陷形成，腺腔是空的，结缔组织包围在上皮周围。

（3）十二指肠腺：为复管泡状黏液腺，其腺细胞为黏液性细胞，呈矮柱状，细胞核圆或扁圆形，靠近细胞基底部，细胞质染色浅。腺导管由单层柱状上皮组成，管腔较大并开口于肠腺底部或绒毛之间（图 11-9）。

（四）空肠（jejunum），HE 染色，No. 55

1. 观察要点　皱襞、肠绒毛。

2. 肉眼观察　标本为空肠的纵切面，与十二指肠基本相似。

3. 低倍镜观察　管壁也分四层，也可见环形皱襞、肠绒毛、小肠腺等结构，但与十二指肠相比，空肠具有以下特点（图 11-10）：

（1）肠绒毛较长而细，多呈圆锥形。

（2）上皮及小肠腺内的杯状细胞增多。

（3）固有层淋巴组织增多，可见弥散淋巴组织或孤立淋巴小结。

（4）黏膜下层无腺体。

（五）回肠（ileum），HE 染色，No. 56

1. 观察要点　肠绒毛、集合淋巴小结。

2. 肉眼观察　标本为回肠的横切面，高低不平的一侧为肠腔，另一侧较平整为外膜。

3. 低倍镜观察　管壁也分四层，也可见肠绒毛、小肠腺等结构，但与空肠相比，回肠具有以下特点（图 11-11）：

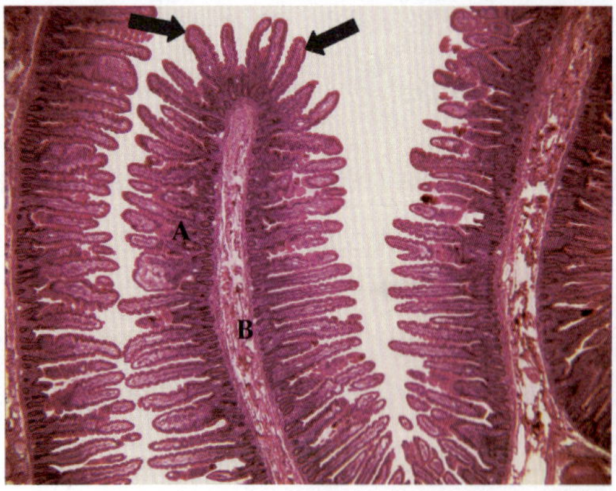

图 11-10　空肠（×100）

A. 黏膜　B. 黏膜下层　➡肠绒毛

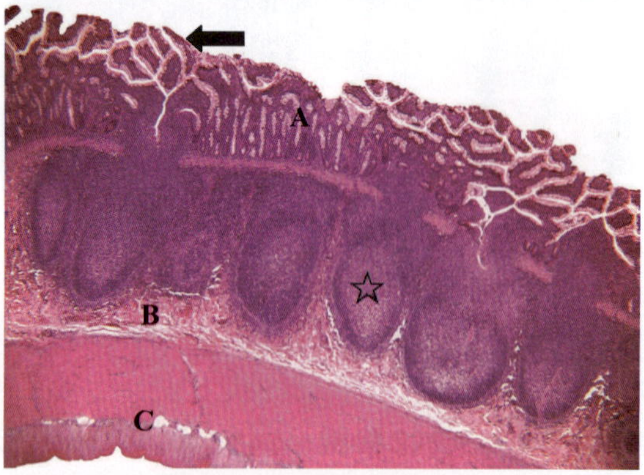

图 11-11　回肠（×40）

A. 黏膜　B. 黏膜下层　C. 肌层

➡肠绒毛　☆集合淋巴小结

（1）肠绒毛短而细，呈指状，较稀疏。

（2）黏膜上皮及小肠腺内的杯状细胞数量明显增多。

（3）淋巴组织丰富，固有层内常可见集合淋巴小结，后者常侵入黏膜下层，故该处黏膜肌层不完整。

（六）结肠（colon），HE 染色，No. 57

1. 观察要点　上皮、大肠腺。

2. 肉眼观察　标本为结肠的纵切面，起伏不平的一侧为黏膜，另一侧较平整为外膜。

3. 低倍镜观察　由腔面向外依次观察结肠壁的四层结构，重点观察黏膜层。与小肠相比，结肠具有以下特点（图 11-12）：

（1）腔面有半月形皱襞，但无肠绒毛。

（2）上皮及肠腺内杯状细胞数量特别多。

（3）固有层内含大量大肠腺，腺体呈直管状，较小肠腺长、粗、直，且排列紧密。

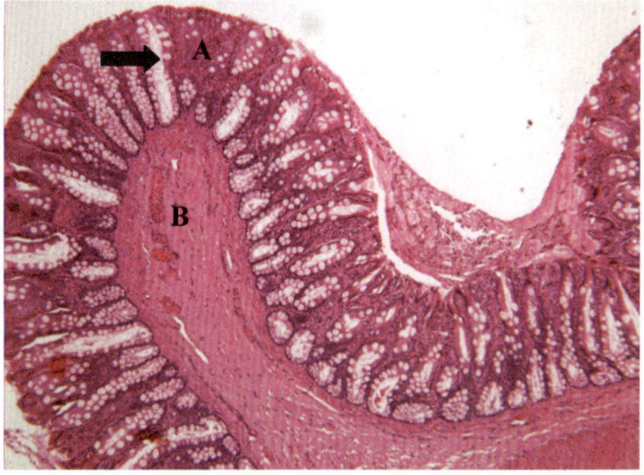

图 11-12　结肠（×100）

A. 黏膜　B. 黏膜下层　➡大肠腺

二、示教切片

（一）舌（tongue），HE 染色

1. 观察要点　舌黏膜、舌肌、味蕾。

2. 肉眼观察　标本呈红色不规则块状。

3. 低倍镜观察　舌由表面的黏膜和深部的舌肌组成。舌黏膜由复层扁平上皮及固有层组成，固有层为细密结缔组织，内有浆液性和黏液性的舌腺及血管的断面。舌肌为骨骼肌，可见骨骼肌纤维横切、纵且和斜切的各种断面。舌的上皮与固有层向表面突出形成许多舌乳头，其中数量较多，呈圆锥状突起的结构是丝状乳头（图 11-13）。分散在丝状乳头之间，可见呈蘑菇状的菌状乳头。部分切片可见体积较大、顶部平坦的轮廓乳头（图 11-14），乳头侧面的上皮内有染色较浅的卵圆形小体，即味蕾（图 11-15）。

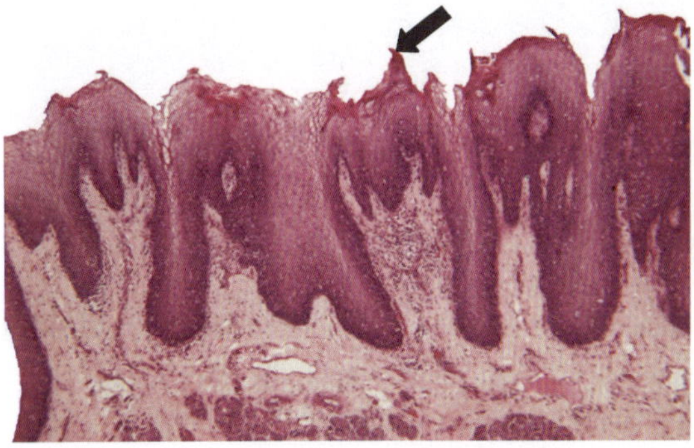

图 11-13　舌（×100）

➡丝状乳头

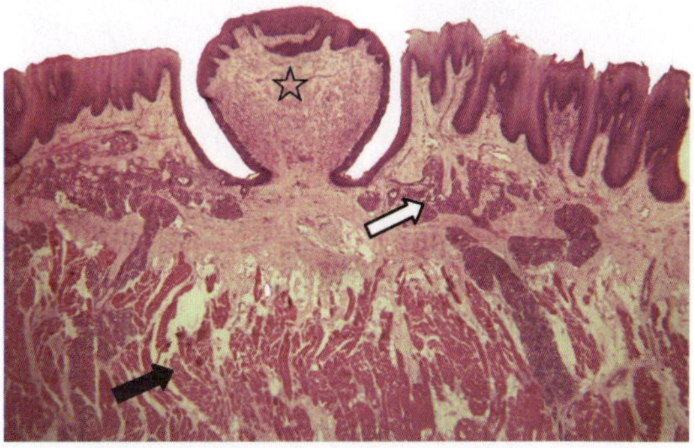

图 11-14　舌（×40）

⇨浆液性腺　➡舌肌　☆轮廓乳头

4. 高倍镜观察　味蕾由三种细胞构成：明细胞呈长梭形，核大呈椭圆形，染色较浅；暗细胞呈长梭形，核小亦呈长梭形，染色较深；基细胞呈锥体形，核圆，染色深。味蕾顶端的小孔为味孔。

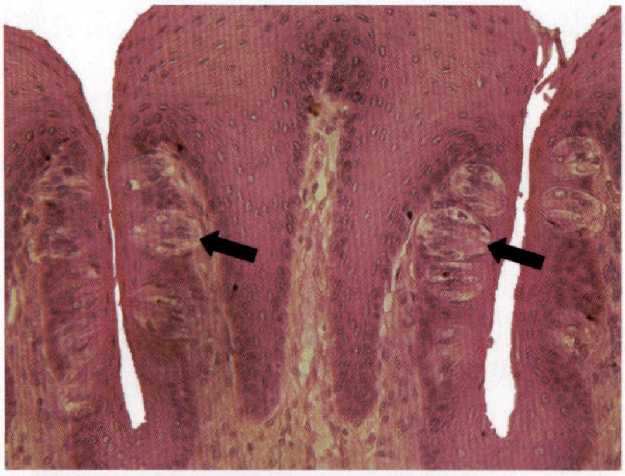

图 11-15　味蕾（×100）

➡味蕾

（二）胃 - 食管交界（gastro-esophageal junction），HE 染色

1. 观察要点　胃和食管交界。

2. 肉眼观察　标本为胃 - 食管交界的纵切面，一侧高低不平为黏膜，另一侧较平整，为外膜。

3. 低倍镜观察　胃的上皮为单层柱状上皮，上皮下方的固有层内含大量胃腺；食管的上皮为未角化的复层扁平上皮（图 11-16）。

4. 高倍镜观察　两种上皮的特点详见上皮组织。

（三）幽门（pylorus），HE 染色

1. 观察要点　幽门腺。

2. 低倍镜观察　分布于幽门部，为分支较多而弯曲的管状腺体，属于黏液性腺，染色较浅（图 11-17）。

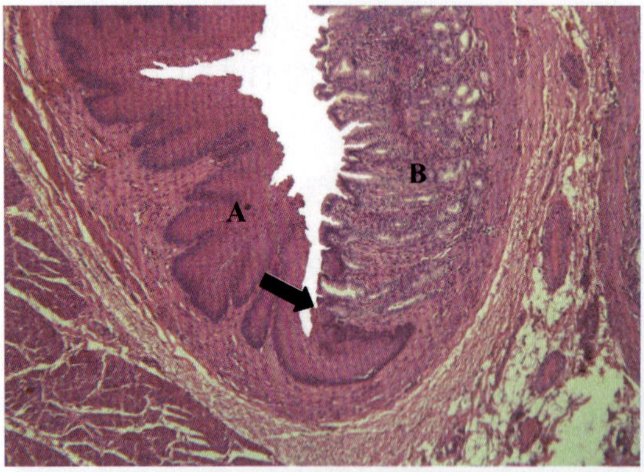

图 11-16　胃 - 食管交界（×100）

A. 食管　B. 胃　➡胃 - 食管交界

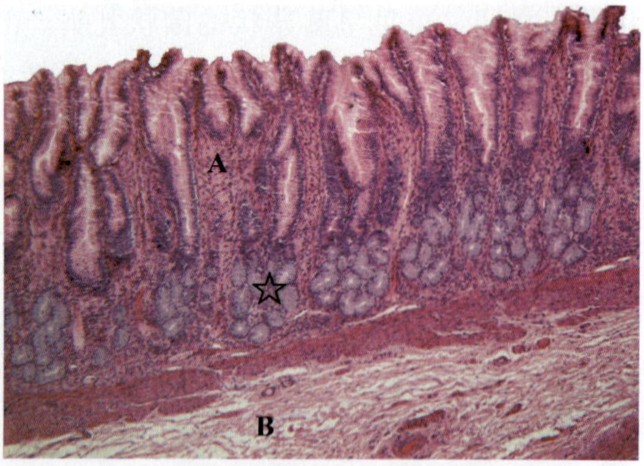

图 11-17　幽门（×100）

A. 黏膜　B. 黏膜下层　☆幽门腺

（四）阑尾（appendix），HE 染色

1. 观察要点　肠腺、淋巴组织。

2. 肉眼观察　标本为阑尾的横切面，染色深、管腔小而不规则。

3. 低倍镜观察　与结肠基本相似，但固有层内肠腺少、小、短，排列稀疏，淋

巴组织丰富，淋巴小结与弥散淋巴组织常侵入黏膜下层，以致黏膜肌层不完整。肌层分内环形和外纵形两层，内环肌厚，外纵肌较薄，没有结肠带，外膜为浆膜（图 11-18）。

（五）内分泌细胞（endocrine cell），硝酸银染色

1. 观察要点　内分泌细胞。

2. 低倍镜观察　胃黏膜固有层内可见大量染为棕黄色或棕黑色的细胞，即为内分泌细胞（图 11-19）。

3. 高倍镜观察　胃肠内分泌细胞种类较多，大多单个夹于其他上皮细胞之间，细胞呈不规则的锥体形，基底部附于基膜，胞核圆，着浅棕黄色，胞质中含粗大的嗜银颗粒，使细胞染成深棕褐色。有的内分泌细胞嗜银颗粒很多，以致细胞核的轮廓不清。

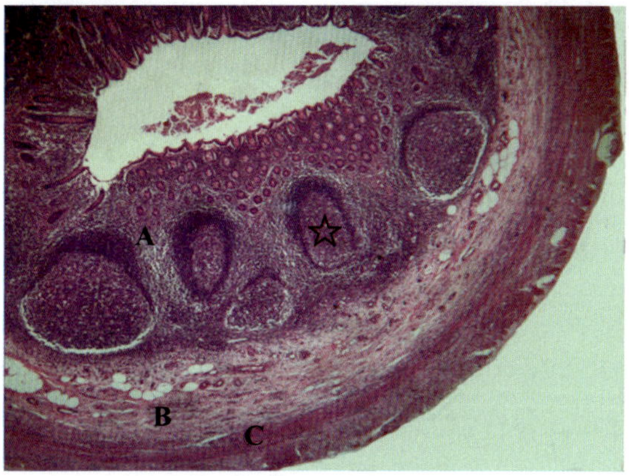

图 11-18　阑尾（×40）

A. 黏膜　B. 黏膜下层　C. 肌层　☆淋巴小结

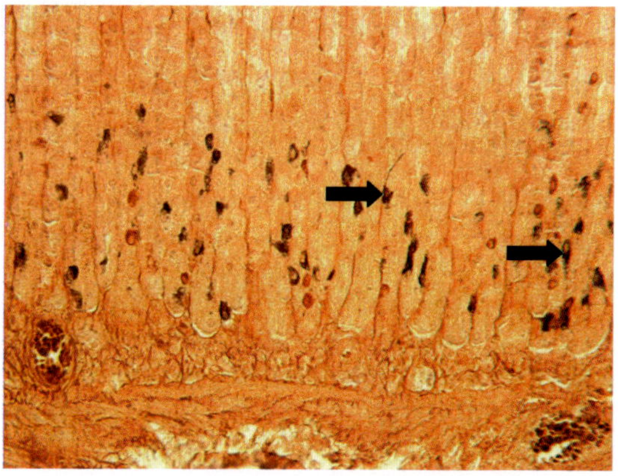

图 11-19　胃黏膜内分泌细胞 硝酸银染色（×100）

➡内分泌细胞

（六）帕内特细胞（Paneth cell），HE 染色

1. 观察要点　帕内特细胞（潘氏细胞）。

2. 低倍镜观察　小肠黏膜固有层内，小肠腺的底部可见细胞质染为红色的细胞，即为帕内特细胞。

3. 高倍镜观察　帕内特细胞是小肠腺的特征性细胞，常三五成群分布在小肠腺基底部，细胞呈锥体形，核卵圆形，位于基底部，顶部细胞质含粗大的嗜酸性颗粒，故着红色，基底部细胞质嗜碱性，故着蓝紫色（图 11-20）。

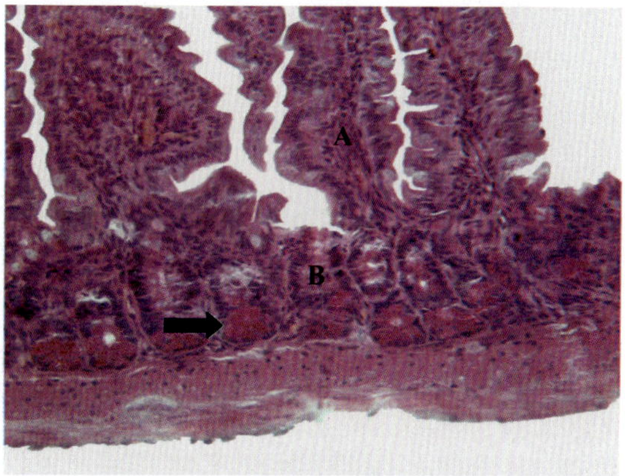

图 11-20　帕内特细胞（×400）

A. 肠绒毛　B. 固有层　➡帕内特细胞

【复习思考】

1. 试述消化管壁的一般结构。哪一层的结构变化最大？为什么？
2. 比较胃黏膜和小肠黏膜的光镜结构特点。

3. 扩大小肠吸收面积的结构有哪些？分别叙述其结构特点。

4. 光镜下如何鉴别十二指肠、空肠和回肠？

【单元自测】

（吴春云）

自测题和参考答案

第十二章 消 化 腺
（Digestive Gland）

消化腺包括分布于消化管壁内的小消化腺（如食管腺、胃腺、肠腺等）和独立构成器官的大消化腺（唾液腺、胰腺、肝）。大消化腺位于消化管壁之外（又称为壁外腺），为实质性器官，分为实质和间质两部分。实质由腺泡和导管组成，间质包括被膜和小叶间结缔组织。大消化腺的分泌物经导管排入消化管，对食物进行化学性消化作用，此外，有的腺体（如胰腺）还有内分泌等功能。

【学习目标】

1. 能够辨识胰腺外分泌部和内分泌部的结构。
2. 能够辨认肝小叶，能分辨中央静脉、肝索、肝血窦、窦周隙的结构。
3. 能够识别肝门管区并能分辨小叶间动脉、小叶间静脉、小叶间胆管。
4. 能够在光镜下识别三大唾液腺的结构特点。

【关 键 词】

胰岛；肝小叶；肝细胞；中央静脉；肝索；肝血窦；门管区

【学习内容】

一、观察切片

（一）下颌下腺（submandibular gland），HE 染色，No. 64

1. 观察要点 浆液性腺泡、黏液性腺泡、混合性腺泡。

2. 肉眼观察 标本呈深紫蓝色，其中可见一些紫色的片状小块为小叶。

3. 低倍镜观察 由外向内依次观察下颌下腺的被膜、腺小叶与小叶间结缔组织等结构（图 12-1）。

腺实质被结缔组织分隔成许多大小不等的区域，称为小叶。小叶内可见许多染色深浅不一的泡状结构，即腺泡。其中，染色较深的为浆液性腺泡，染色较浅的为黏液性腺泡，两种腺细胞共同构成的为混合性腺泡。腺泡之间可见纹状管的横切面，管径较粗。腺小叶之间，可见小叶间导管、血管等结构。

4. 高倍镜观察

（1）三种腺泡（图 12-2）：

1）浆液性腺泡：较多，由浆液性腺细胞围成，腺腔较小，腺细胞呈锥体形，顶部细胞质内因充满嗜酸性分泌颗粒而呈红色，基部胞质嗜碱性，着暗红色，细胞核呈圆形，靠近细胞基底部。

2）黏液性腺泡：较少，腺腔较浆液性腺泡大，腺细胞呈锥体形或柱状，细胞质内的黏原颗粒因在制片时被乙醇溶解，染色较浅，呈泡沫状或淡蓝色，细胞核呈扁平形，位于细胞的基底部。

3）混合性腺泡：数量少，体积小，主要由黏液性腺细胞构成，在黏液性腺泡的末端，附着有数个浆液性腺细胞，形似月牙状，着紫红色，称为浆半月或半月。

（2）导管：下颌下腺内闰管短，纹状管发达。纹状管又称分泌管，位于腺泡之间，管径较粗，管壁由单层柱状细胞构成，细胞核呈圆形，位于细胞中央或靠近管腔腔面，细胞质嗜酸性，着深红色（图 12-2）。

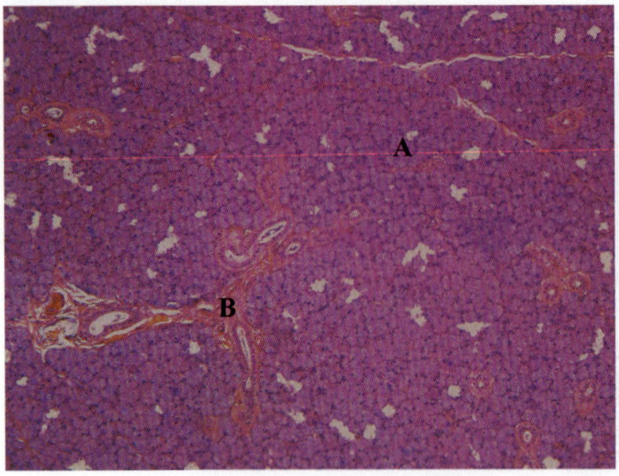

图 12-1 颌下腺（×100）
A. 实质 B. 间质

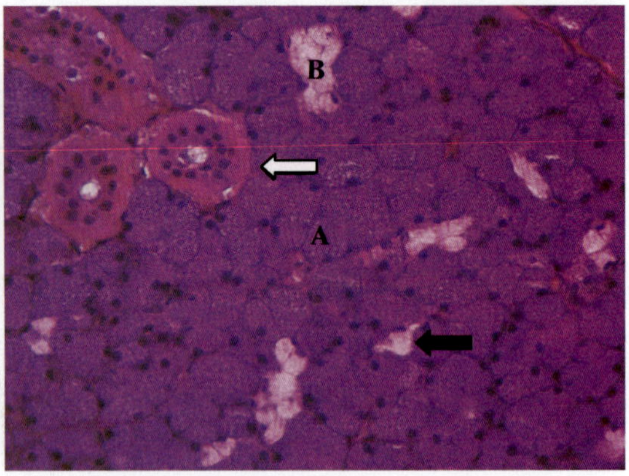

图 12-2 下颌下腺（×400）
A. 浆液性腺泡 B. 黏液性腺泡
➡混合性腺泡 ⇨纹状管

（二）胰腺（pancreas），HE 染色，No. 62

1. 观察要点 腺泡、导管、胰岛。

2. 肉眼观察 标本外形不规则，其中，染色较深、大小不等的小区为胰腺小叶，即实质；染色较浅，位于小叶之间的细线样结构为间质。

3. 低倍镜观察

（1）外分泌部：标本外表面可见薄层结缔组织包裹形成的被膜，结缔组织伸入腺实质将其分割成许多大小不等、形状不规则的区域即为胰腺小叶。每个小叶内可见有大量着紫红色的泡状结构，即浆液性腺泡，还可见导管的不同断面。在小叶间的结缔组织内有小叶间导管和小动脉、小静脉的断面（图 12-3）。

（2）内分泌部：在腺泡之间，可见散在的、大小不等的、着色较浅的细胞团，又称胰岛（图 12-3）。

4. 高倍镜观察

（1）腺泡：为纯浆液性腺泡（图 12-4）。腺细胞呈锥体形，位于基部，基部胞质呈嗜碱性，细胞顶部含嗜酸性的酶原颗粒，染成红色。在腺泡腔内可见一些小的扁平或立方形的细胞，胞质着色浅，细胞界线不易分清，细胞核圆形或卵圆形，称泡心细胞，泡心细胞是延伸入腺泡腔内的闰管上皮细胞，也是胰腺外分泌部的一个主要结构特征。

（2）导管：闰管较长，管径最细，管壁为单层扁平或立方上皮。小叶内导管位于腺小叶内，管径稍大，管壁为单层立方或矮柱状上皮，在小叶间结缔组织内汇合成小叶间导管，最后再汇合成一条主导管（多数切片未能切到主导管，不要求辨认）。

（3）胰岛：胰岛是由内分泌细胞组成的细胞团，由 A、B、D、PP 细胞构成；但在 HE 染色切片中，胰岛内的细胞类型不易区分，呈染色线的团块状结构。细胞间有丰富的毛细血管，但多因管腔萎陷而不易辨认（图 12-4）。

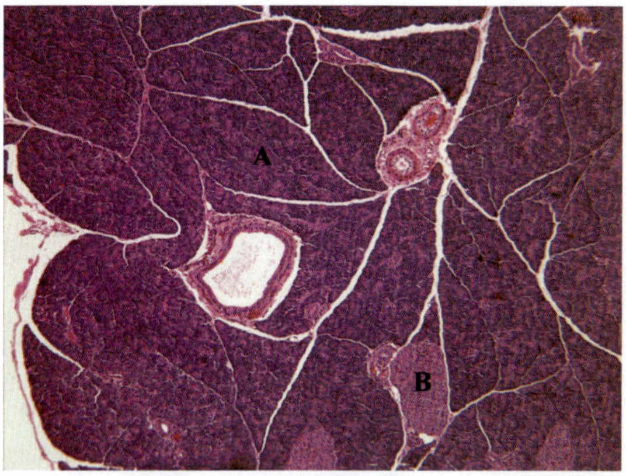

图 12-3　胰腺（×100）

A. 外分泌部　B. 内分泌部（胰岛）

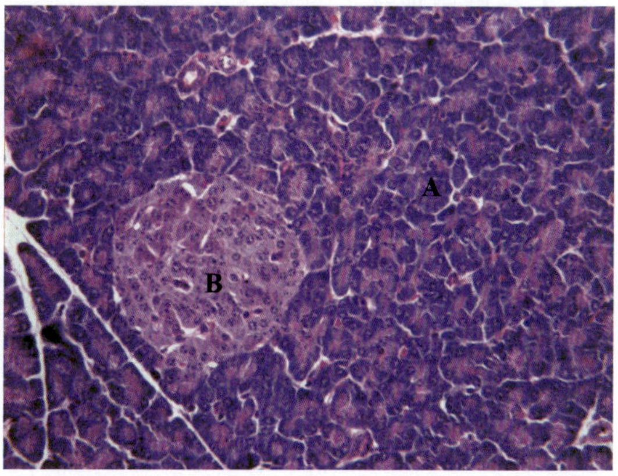

图 12-4　胰腺（×400）

A. 外分泌部腺泡　B. 胰岛

（三）肝（liver），HE 染色，No. 60，No. 59

1. 观察要点　肝小叶、肝细胞、中央静脉、肝索、肝血窦、门管区。

2. 肉眼观察　标本呈不规则形，着紫红色，其内可见一些散在的小腔隙。在组织排列较疏松的地方，可见较多管腔的断面。

3. 低倍镜观察（图 12-5，图 12-6）

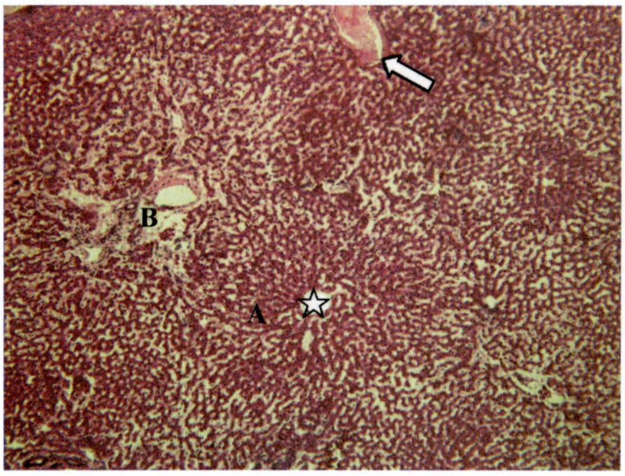

图 12-5　人肝（×40）

A. 肝小叶　B. 门管区　☆ 中央静脉　⇨小叶下静脉

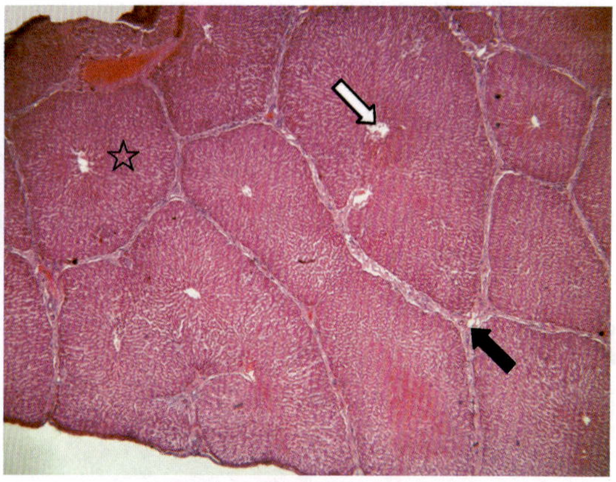

图 12-6　猪肝（×40）

☆ 肝小叶　⇨中央静脉　➡门管区

（1）被膜：包绕在实质最外面的薄层致密结缔组织，有间皮覆盖，着粉色，为浆膜。

（2）肝小叶：被膜的结缔组织伸入实质中将其分割成许多呈多边形或不规则形的小区，即肝小叶。在人肝，由于小叶间结缔组织少，因此肝小叶的界限不十分清楚；在猪肝，由于结缔组织较多，所以肝小叶分界清晰。小叶中央有一个近似圆形的腔隙为中央静脉，围绕中央静脉呈放射状排列并着粉红色的条索状结构为肝索，肝索之间的狭窄间隙为肝血窦。

（3）门管区：位于相邻肝小叶之间比较疏松、结缔组织较多的区域，其中可见三种管腔的断面，即为门管区。

（4）小叶下静脉：在相邻肝小叶之间结缔组织增多的区域，其内只有一条单独走行的管腔，大而不规则，且管壁较厚的小静脉，即为小叶下静脉（图 12-7）。

4. 高倍镜观察（图 12-8）

（1）中央静脉：位于肝小叶中央，为一管壁有孔的静脉血管。管壁薄，仅由一层不连续的内皮围成，切片中可见其扁平的内皮细胞核，内皮外无平滑肌，只有少量结缔组织。中央静脉管壁有孔处，与肝血窦相通。

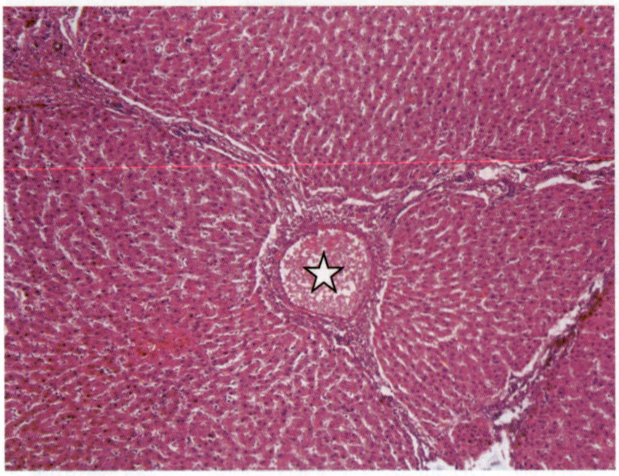

图 12-7 小叶下静脉（×100）
☆ 小叶下静脉

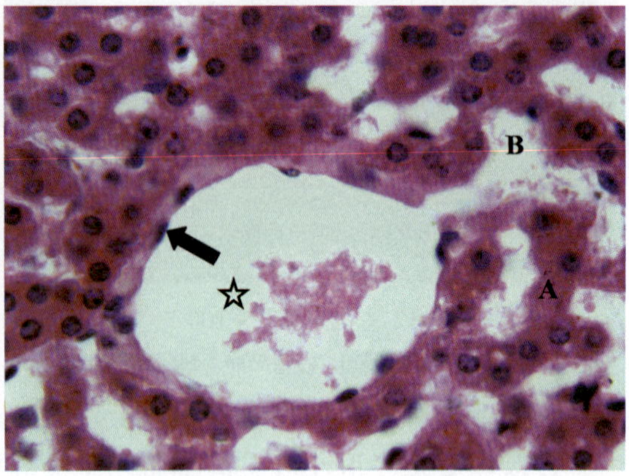

图 12-8 肝小叶（×1000）
A. 肝索 B. 肝血窦 ☆中央静脉 ➡内皮细胞

（2）肝索：由肝细胞单行或双行排列并围绕中央静脉呈放射状的条索状结构，即为肝索，从立体结构看，呈板层状，因而又叫肝板。肝细胞分界清楚，为多边形，细胞核大而圆，染色较浅，核仁明显，有些细胞中可见到双核甚至多核，这可能与肝细胞活跃的功能及肝强大的再生能力密切相关 。

（3）肝血窦：位于肝索之间的狭窄腔隙。血窦窦腔形状不规则，可见贴近肝细胞的窦壁内皮细胞核，核扁、着色深。腔内可见肝巨噬细胞（Kupffer 细胞），该细胞体积大，形态不规则（见示教）。

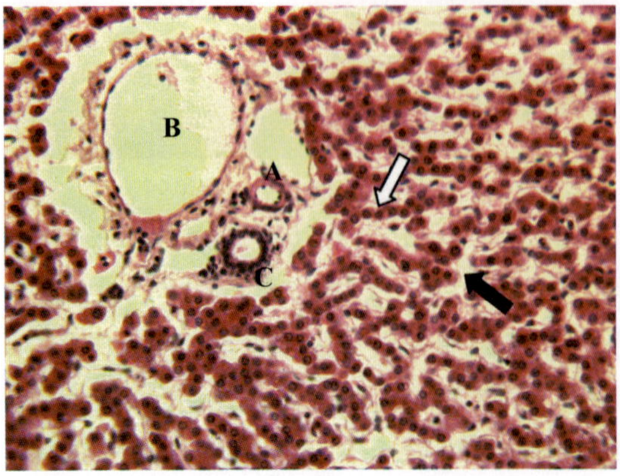

图 12-9 门管区（×400）
A. 小叶间动脉 B. 小叶间静脉 C. 小叶间胆管
⇨肝索 ➡肝血窦

（4）窦周隙：肝索中肝细胞与肝血窦内皮细胞之间的狭小间隙为窦周隙，切片中隐约可见。

（5）门管区：结缔组织中常可见三种伴行的管道（图 12-9）。

1）小叶间动脉：管腔小而规则，管壁相对较厚，内皮外可见环形平滑肌层。

2）小叶间静脉：管腔大而不规则，腔内常见血细胞，管壁薄，内皮外仅有极少量平滑肌。

3）小叶间胆管：管壁由单层立方或单层柱状上皮围成，上皮细胞核圆形，位于细胞中央，胞质着色浅。

二、示教切片

（一）腮腺（parotid gland），HE 染色

1. 观察要点　浆液性腺泡、导管。

2. 肉眼观察　标本中呈红色的小团块即为腮腺小叶，小叶之间的浅色线条即小叶间隔。

3. 低倍镜观察　切片一侧的表面有结缔组织构成的被膜，结缔组织伸入腺实质将其分隔成许多小叶，小叶内可见大量浆液性腺泡以及成群分布的脂肪细胞。小叶之间的结缔组织内可见小叶间导管、血管等结构。

4. 高倍镜观察　小叶内的腺泡为纯浆液性腺泡，腺泡之间可见不同级别的导管，闰管长，纹状管较短（图 12-10）。

（二）舌下腺（sublingual gland），HE 染色

1. 观察要点　黏液性腺泡、混合性腺泡、浆半月。

2. 低倍镜观察　腺实质被结缔组织分隔成许多大小不一的小叶。

3. 高倍镜观察　腺实质由黏液性腺泡、混合性腺泡及导管构成，无闰管，纹状管也较短（图 12-11）。

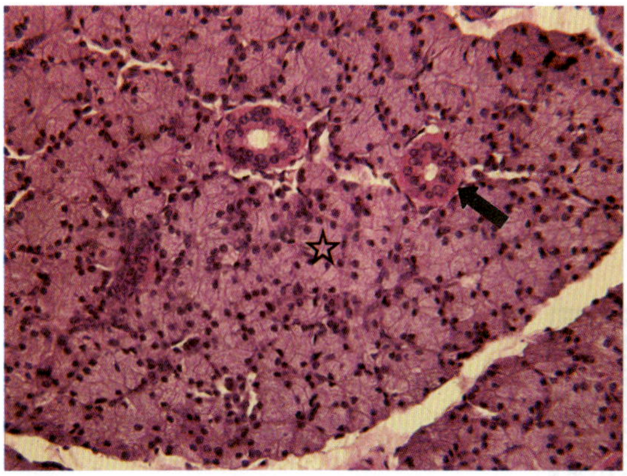

图 12-10　腮腺（×400）

☆浆液性腺泡　➡导管

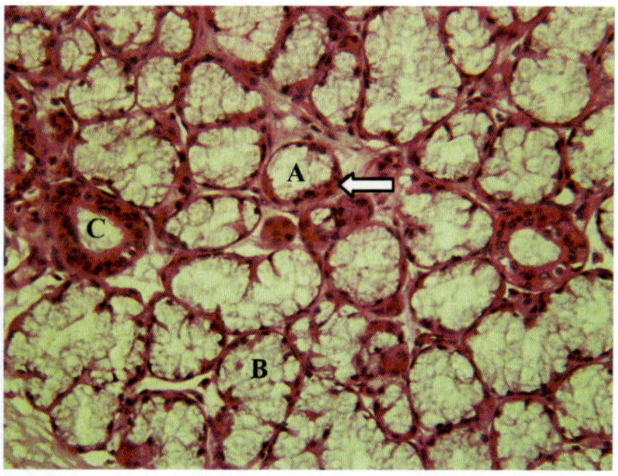

图 12-11　舌下腺（×400）

A. 混合性腺泡　B. 黏液性腺泡　C. 导管　⇨浆半月

（三）肝巨噬细胞（Kupffer cell），HE 染色（卡红注射）

1. 观察要点　肝巨噬细胞。

2. 高倍镜观察　找到肝血窦，窦腔内可见许多体积大、形态不规则的细胞，胞质嗜酸性，内含许多红色颗粒，是吞噬的卡红颗粒，此细胞即为 Kupffer 细胞，细胞核着色深，呈圆形，位于细胞中央（图 12-12）。

（四）胆小管（bile canaliculi），硝酸银染色

1. 观察要点　胆小管。

2. 高倍镜观察　找到中央静脉，在中央静脉周围呈棕黄色的结构为肝索，肝索之间的间隙为肝血窦，在肝索内着深黑色或黑褐色细线条状的结构即为胆小管，胆小管相互交织成网状，其管径粗细较均匀（图 12-13）。

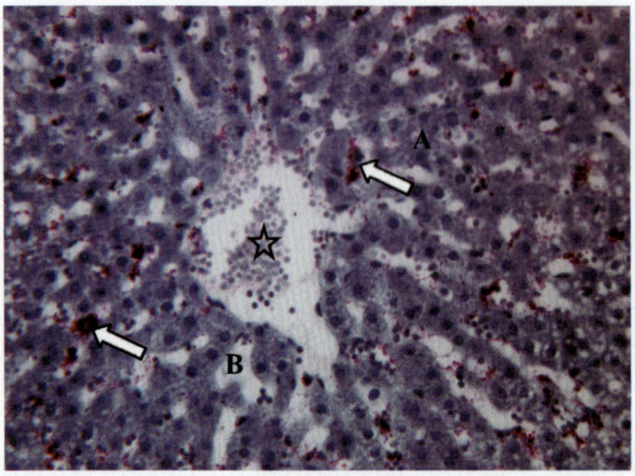

图 12-12　肝巨噬细胞（×400）

A. 肝索　B. 肝血窦　⇨ Kupffer 细胞　☆中央静脉

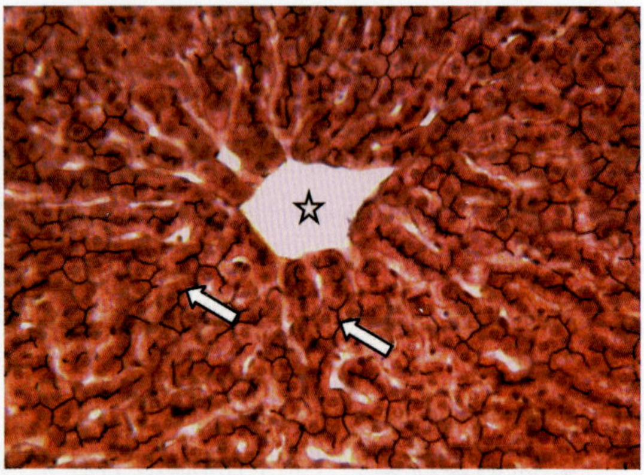

图 12-13　胆小管 硝酸银染色（×400）

⇨ 胆小管　☆中央静脉

【复习思考】

1. 光镜下如何区分浆液性、黏液性和混合性腺泡？
2. 胰腺实质包括哪两个部分？简述各自的形态结构特点和功能。
3. 简述肝小叶的组成及各部分结构的形态特征。
4. 何为门管区？在光镜下如何分辨门管区内的主要结构？

【单元自测】

（彭宇婕）

自测题和参考答案

第十三章　呼吸系统

（Respiratory System）

呼吸系统包括鼻、咽、喉、气管、支气管和肺，可分为导气部和呼吸部两部分。导气部从鼻腔至肺内终末性细支气管，主要为气体进出的通道。呼吸部从呼吸性细支气管至末端的肺泡，其组织结构的共同特点是均有肺泡，是气体交换的部位。

【学习目标】

1. 能够分辨光镜下气管壁各层结构。
2. 能够辨认小支气管、细支气管、终末细支气管。
3. 能够分辨呼吸性细支气管、肺泡管、肺泡囊和肺泡的结构特点。
4. 能够说出肺泡隔的位置及结构特点。

【关　键　词】

气管腺；呼吸性细支气管；肺泡管；肺泡囊；肺泡

【学习内容】

一、观察切片

（一）气管（trachea），HE 染色，No.66

1. 观察要点　上皮、气管腺、透明软骨。

2. 肉眼观察　切片为环状或半环状，管腔大，腔面整齐，贴近管腔染成紫红色的薄层结构为气管黏膜；黏膜下浅红色的狭窄区域为黏膜下层；外膜中呈“C”形、染成淡蓝色的结构为软骨环，软骨环缺口处为气管后壁。

3. 低倍镜观察　由腔面向腔外依次观察气管壁的三层结构（图 13-1）。

（1）黏膜：位于最内层，由上皮和固有层构成。

1）上皮：为假复层纤毛柱状上皮，包括柱状细胞和杯状细胞等。

2）固有层：为富含弹性纤维的细密结缔组织。

（2）黏膜下层：为疏松结缔组织，与固有层相连续，故与固有层分界不清。

（3）外膜：由“C”形透明软骨环及其周围的疏松结缔组织构成，在软骨环缺口

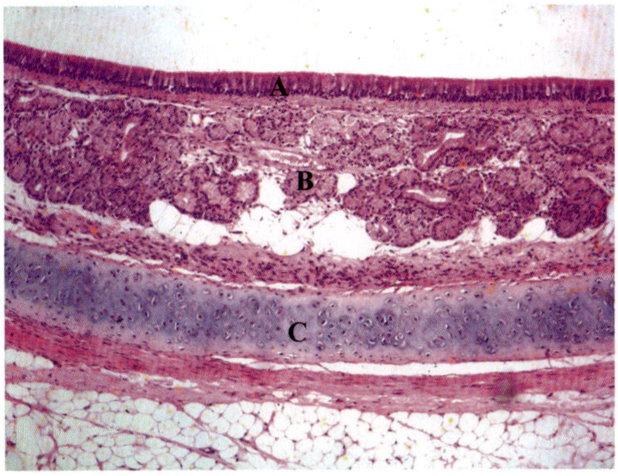

图 13-1　气管（×100）
A. 黏膜 B. 黏膜下层 C. 外膜

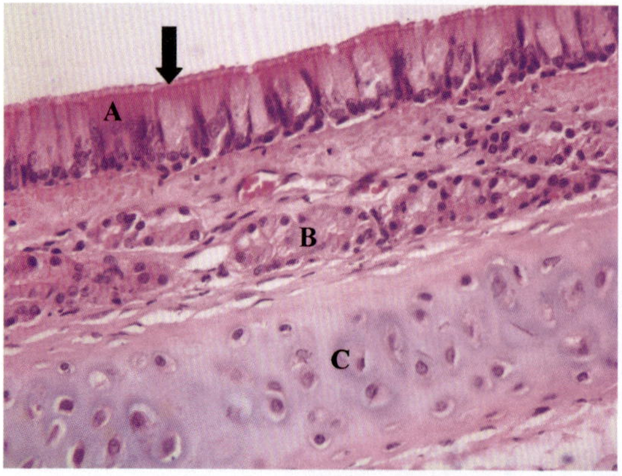

图 13-2 气管（×400）

A. 纤毛细胞 B. 气管腺 C. 透明软骨 ➡杯状细胞

处可见有明显的平滑肌纤维束分布。

4. 高倍镜观察 重点观察上皮、气管腺和透明软骨的特点（图 13-2）。

（1）黏膜

1）上皮：为假复层纤毛柱状上皮，其内可见纤毛细胞及杯状细胞，切片中游离面的纤毛清楚可见。纤毛细胞数量最多，细胞呈柱状，游离面有粗且长的纤毛。杯状细胞散在分布于纤毛细胞之间，形似高脚酒杯状，底部狭窄，含深染的细胞核，顶端膨大，充满分泌颗粒，染色较浅。而刷细胞、小颗粒细胞、基细胞在切片中不易区分。上皮与固有层之间有明显的基膜，染成粉红色窄带状，是气管上皮的特征之一。

2）在固有层内可见有红染的、呈小点状的弹性纤维横断面，含有许多淋巴细胞。在固有层和黏膜下层移行处含丰富的弹性纤维。此外，固有层内还含有较多的血管和淋巴管。

（2）黏膜下层：内有大量气管腺，为混合性腺，可见浆液性腺泡、黏液性腺泡及混合性腺泡。此层内还有弥散淋巴组织，也可见大小不等的血管、神经等。

（3）外膜：最厚，由“C”形的透明软骨环和疏松结缔组织构成。软骨组织中央部分可见软骨细胞、软骨陷窝、软骨囊。靠近软骨膜的软骨细胞体积小、扁圆形。软骨环缺口处可见平滑肌束填充。

（二）肺（lung），HE 染色，No.67

1. 观察要点 肺导气部各段管壁结构（上皮、腺体、软骨碎片及平滑肌）的变化规律。呼吸性细支气管、肺泡管、肺泡囊和肺泡。

2. 肉眼观察 标本呈浅粉红色不规则的海绵状结构，大部分是肺的呼吸部，其中含有大小不等、形状不一的管状断面，为肺内各级支气管及动、静脉血管的断面。

3. 低倍镜、高倍镜结合观察 肺表面为一薄层光滑的被膜，由少量结缔组织和间皮构成，属于浆膜，切片中有些部位的浆膜已不连续。肺组织很疏松，由肺实质和间质两部分组成。间质即肺内结缔组织及其中的血管、淋巴管和神经。肺实质内可见数个大小不等的管腔和许多空泡（图 13-3）。

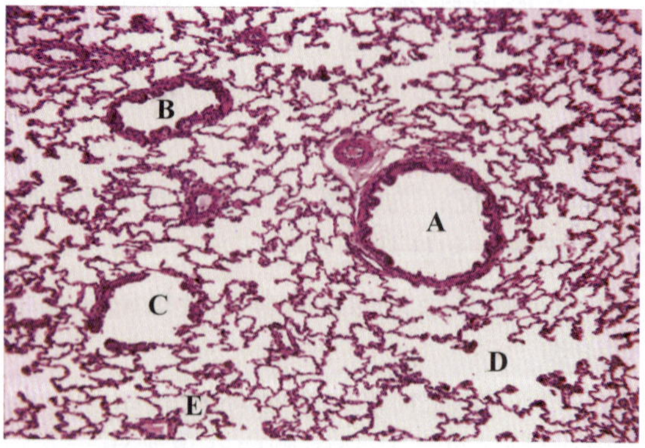

图 13-3 肺（×40）

A．细支气管 B. 终末细支气管 C. 呼吸性细支气管 D. 肺泡管 E. 肺泡囊

（1）导气部：由叶支气管、段支气管、小支气管、细支气管及终末细支气管构成。根据管径的大小、管壁厚薄及结构的不同应区分出：

1）小支气管：是切片中最大的一个管

腔断面。其管壁结构类似于气管，亦可分三层，但三层结构分界不明显，管壁结构发生如下明显变化（图 13-4）：黏膜上皮：为假复层纤毛柱状上皮，出现皱襞，杯状细胞数量逐渐减少。固有层：变薄，位于上皮深面，为较薄的结缔组织，其外方出现少量间断的环形平滑肌束。黏膜下层：混合腺逐渐减少。外膜：由散在的不规则的透明软骨片和疏松结缔组织组成。在结缔组织内，可见营养小支气管的小动、静脉横切面。

2）细支气管：起始部结构与小支气管基本相似，随着向终末细支气管延伸，管壁逐渐变薄，上皮由假复层纤毛柱状上皮渐变为单层纤毛柱状上皮，杯状细胞很少或消失。管壁内腺体与软骨片逐渐减少到消失，而环形平滑肌逐渐增多，黏膜皱襞逐渐明显（图 13-3）。

3）终末细支气管：上皮渐变为单层柱状上皮，无杯状细胞，管壁内软骨碎片和腺体均完全消失，外周形成完整的环形平滑肌层（图 13-3，图 13-5）。

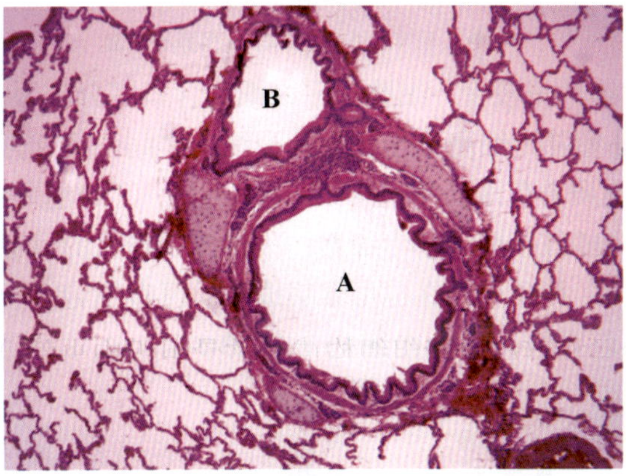

图 13-4 肺（×100）（1）
A. 小支气管 B. 细支气管

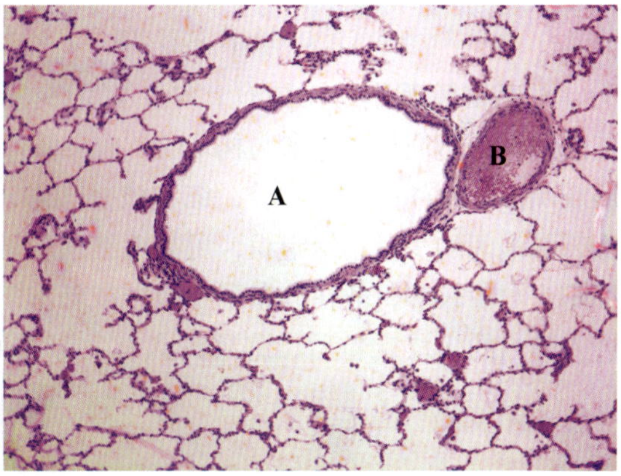

图 13-5 肺（×100）（2）
A. 终末细支气管 B. 肺静脉分支

（2）呼吸部：包括呼吸性细支气管、肺泡管、肺泡囊和肺泡，分布在肺导气部之间，各段均附有能够进行气体交换的肺泡，故称呼吸部。

1）呼吸性细支气管：管壁结构大致与终末细支气管相似，但管壁上连着少量肺泡，且肺泡开口于管腔，故管壁不完整。上皮为单层柱状上皮或单层立方上皮，上皮外面有少量结缔组织和平滑肌。在肺泡开口处，单层立方上皮移行为单层扁平上皮（图 13-3，图 13-6）。

2）肺泡管：是呼吸性细支气管的分支，与大量肺泡相连，肺泡开口于肺泡管的腔面，管壁自身结构很少，仅在相邻肺泡开口之间保留少许，故在切片中呈现结节状膨大，并向管腔突出（图 13-3，图 13-6）。结节表面衬以单层扁平上皮，上皮下由少量平滑肌和弹性纤维组成。

3）肺泡囊：与肺泡管相连，由许多肺泡共同开口而围成的囊腔状结构。相邻肺泡开口间已无平滑肌束，仅有少量结缔组织，故无结节状膨大（图 13-3，图 13-6）。

4）肺泡：是肺支气管树的终末部分。切片中许多大小不等、形状不规则、壁薄的空泡状结构即肺泡，开口于呼吸性细支气管、肺泡管或肺泡囊的末端。肺泡壁很薄，由单层扁平上皮或立方形的肺泡上皮和基膜构成。相邻肺泡之间为肺泡隔，很薄，内有少量结缔组织及丰富的毛细血管（图 13-6，图 13-7）。

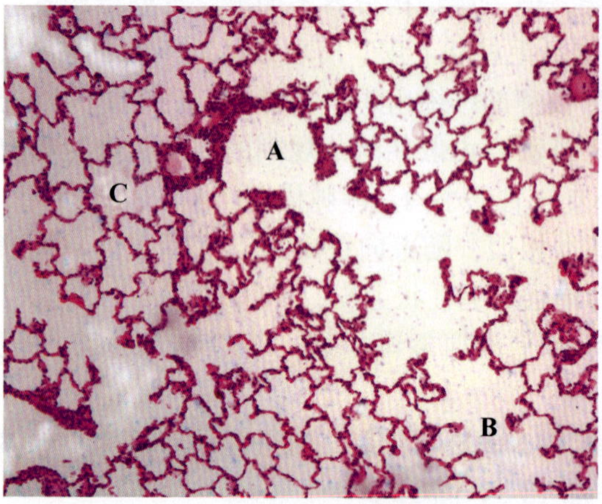

图 13-6 肺（×100）
A. 呼吸性细支气管 B. 肺泡管 C. 肺泡囊

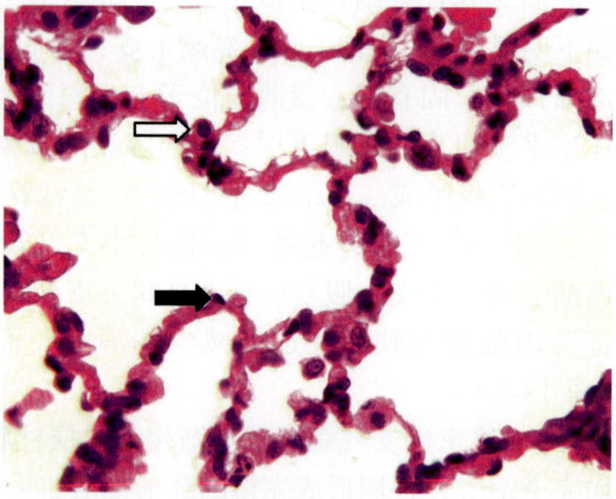

图 13-7 肺泡（×1000）
➡ Ⅰ型肺泡细胞 ⇨ Ⅱ型肺泡细胞

4. 高倍镜观察 ①肺泡上皮：Ⅰ型肺泡细胞数量较少，细胞扁平，细胞含核部分较厚，呈椭圆形，胞质极薄，参与构成气-血屏障。Ⅱ型肺泡细胞位于Ⅰ型肺泡细胞之间，呈立方形或圆形，顶端凸向肺泡腔，细胞核呈圆形，胞质着色浅，呈泡沫状（图 13-7）。②肺泡隔：相邻肺泡间的少量结缔组织，可见毛细血管腔内的红细胞。③尘细胞：一种体积较大的巨噬细胞，数量较多，散在分布于肺泡腔或肺泡隔内，可单个存在也可聚集成群。巨噬细胞吞噬进入肺内的尘埃颗粒后，胞质内含有大量棕褐色颗粒，称为尘细胞（图 13-8）。

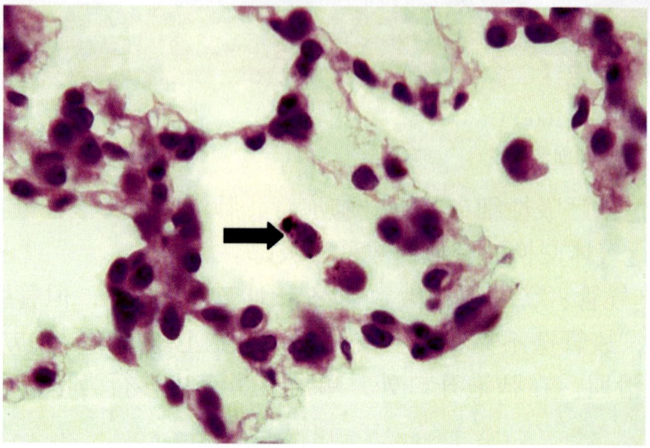

图 13-8 肺（×1000）
➡ 尘细胞

二、示教切片

（一）新鲜蛙舌黏膜标本：活动纤毛

镜下可见，新鲜蛙舌黏膜铺片上，在黏膜边界位置可见呈波浪状的纤毛整齐的摆动。

（二）分离的气管上皮细胞，HE 染色

在分离的气管上皮细胞悬液涂片上，可见分离的纤毛细胞。在纤毛细胞游离面可见粉红色、长且粗大的纤毛（图 13-9）。

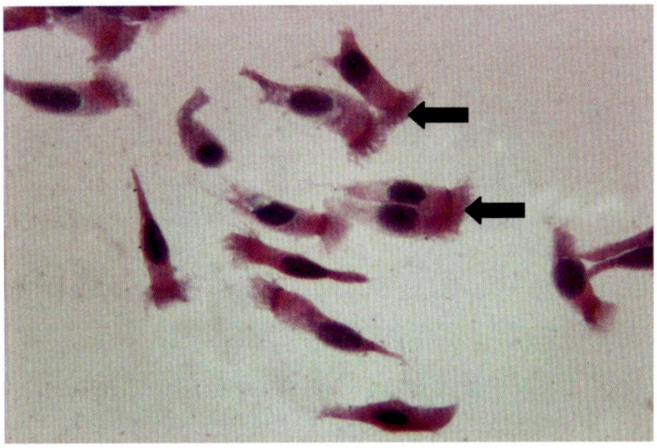

图 13-9 分离的气管上皮细胞（×1000）

➡纤毛细胞

【复习思考】

1. 气管壁的结构特点及其与功能的联系。
2. 肺导气部各段结构有什么变化规律？
3. 肺呼吸部的组成有哪些？光镜下如何分辨这些结构？

【单元自测】

（蒋寿平）

自测题和参考答案

第十四章 泌尿系统
（Urinary System）

泌尿系统包括肾脏、输尿管、膀胱和尿道，其功能主要是生成和排出尿液。肾脏为实质性器官，能以形成尿液的形式排出机体的代谢废物，肾脏的实质包括肾单位和集合管，集合管在肾乳头开口于肾小盏，成为肾和排尿管道的结合点。肾脏产生的尿液经输尿管导入膀胱暂时贮存，然后经尿道排出体外。

【学习目标】

1. 能够在光镜下分辨肾小体、近曲小管、远曲小管、致密斑的结构特点。
2. 能够在光镜下辨识集合管和细段。
3. 能够使用实验教程和数字化切片理解膀胱和输尿管的结构特点。

【关 键 词】

肾小体；肾小管；致密斑；集合小管

【学习内容】

一、观察切片

肾脏（kidney），HE 染色，No.76

1. 观察要点 肾小体、近曲小管、远曲小管、集合管、致密斑。

2. 肉眼观察 标本呈三角锥形，锥体底部染色较红为皮质，顶部染色较浅为髓质。皮质内可见红色条纹状结构，为髓放线。

3. 低倍镜观察 皮质表层为致密结缔组织构成的被膜，有的切片被膜不完整甚至完全脱落（图 14-1）。

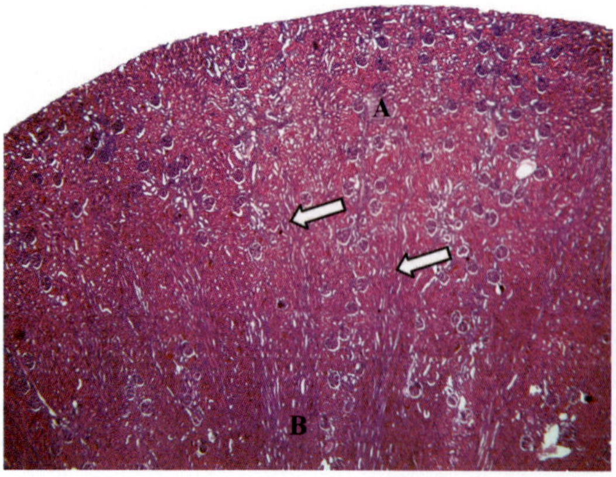

图 14-1 肾（×40）
A. 皮质 B. 髓质 ⇨髓放线

（1）皮质：位于被膜深面染色较红的部位。包括皮质迷路和髓放线两种结构（图 14-1，图 14-2）。

1）皮质迷路：含有许多肾小体、近曲小管和远曲小管。肾小体为圆球形结构，是皮质的特征性结构。肾小体周围是各种断面的肾小管。

2）髓放线：位于皮质迷路之间，以纵切或斜切面存在的管道聚集区，由髓质中的直行泌尿小管呈辐射状深入皮质形成，包括近直小管、远直小管和集合管。

（2）髓质：无肾小体，由近直小管、远直小管、细段和集合管组成，镜下多为横切或纵切面。

4. 高倍镜观察 重点观察肾小体、近曲小管、远曲小管、致密斑以及集合管。

（1）皮质迷路（图 14-3）

1）肾小体（肾小球）：由血管球和肾小囊组成。有微动脉出入的一侧称为血管极，肾小囊和近曲小管相连通的一侧为尿极，尿极少见。血管球：即肾小体中央的毛细血管团，切面为圆形或卵圆形。毛细血管间有球内系膜，由球内系膜细胞和基质构成。肾小囊：分为脏层和壁层，脏壁两层之间的较窄间隙为肾小囊腔。壁层是单层扁平上皮，脏层紧贴在血管球毛细血管基膜外，由足细胞构成。HE 染色标本中毛细血管内皮细胞、球内系膜细胞和足细胞不易分辨。

2）近曲小管：断面较多，管壁较厚，管腔小而不规则，由单层立方或锥形上皮围成，上皮细胞体积较大，细胞界线不清，胞质强嗜酸性、染色较红，核圆靠近基底部。细胞游离面可见刷状缘，基底部有纵纹，但 HE 染色切片中基底纵纹不易分辨。

3）远曲小管：与近曲小管相比断面较少，管腔大而规则，管壁较薄，上皮细胞为立方形，胞核圆，位于中央，排列整齐，细胞分界较清晰，胞质弱嗜酸性，呈浅红色，细胞游离面无刷状缘，基底部有纵纹，但 HE 染色切片中基底纵纹不易分辨。

4）球旁复合体：位于肾小体血管极处，由球旁细胞、致密斑和球外系膜细胞组成。①球旁细胞：近血管极处入球微动脉管壁上的平滑肌细胞呈立方上皮样改变，即球旁细胞，细胞体积略大，胞质染色浅，弱嗜碱性。切片上不易分辨。②致密斑：远端小管靠近肾小体侧的上皮细胞变为高柱状，核椭圆且排列致密，即致密斑。③球外系膜细胞：位于出、入球微动脉和致密斑围成的三角区域内的一群小细胞，核卵圆形，染色较深。

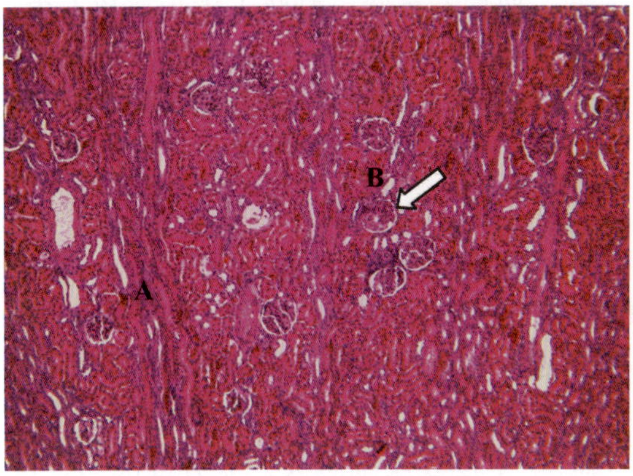

图 14-2 肾皮质（×100）

A. 髓放线 B. 皮质迷路 ⇨肾小体

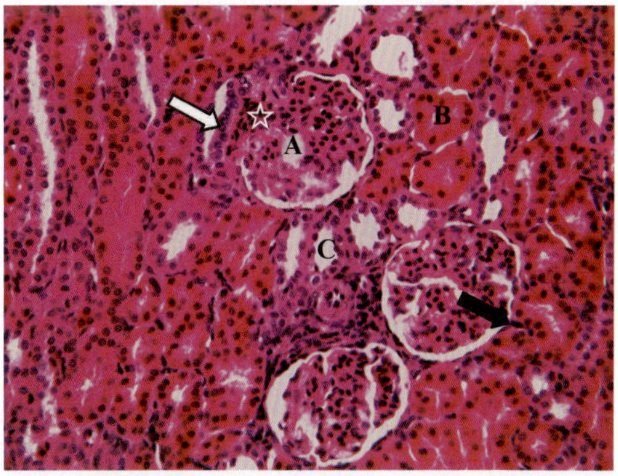

图 14-3 肾皮质（×400）

A. 肾小体 B. 近曲小管 C. 远曲小管

⇨致密斑 ➡肾小囊壁层 ☆球外系膜细胞

（2）髓质

1）近直小管和远直小管：均位于髓放线内，结构分别与近曲小管和远曲小管相似，仅上皮略矮一些。

2）细段：管径细小，管壁由单层扁平上皮构成（注意与毛细血管区别），但上皮较厚，胞核突向管腔，细胞质染色浅，细胞界线不清（图 14-4）。

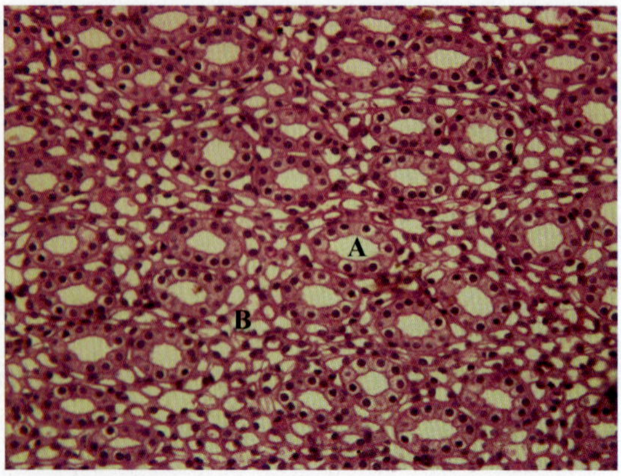

图 14-4 肾髓质（×400）
A. 集合管 B. 细段

3）集合管：位于髓质和髓放线内，上皮为立方形或者柱状，细胞界线清楚，胞质染色较浅甚至清亮，核圆位于中央，染色较深（图 14-4）。集合管从髓放线延伸到髓质深处，管腔较大，管壁由单层立方逐渐增高为柱状，近肾乳头处成为乳头管，上皮变为单层高柱状，开口于肾锥体顶端。

二、示教切片

（一）膀胱（urinary bladder），HE 染色

1. 观察要点 黏膜上皮。

2. 肉眼观察 标本一侧有紫色线条，起伏不平，为内表面。

3. 低倍镜观察 膀胱壁由内向外分三层：黏膜、肌层及外膜。黏膜上皮为变移上皮，充盈状态时上皮变薄，空虚状态时上皮较厚（图 14-5）。固有层结缔组织较细密。肌层为三层平滑肌组成。外膜大部分为纤维膜，膀胱顶部的为浆膜。

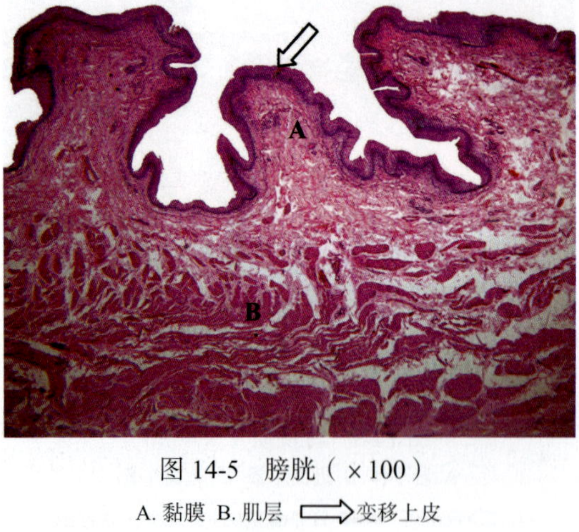

图 14-5 膀胱（×100）
A. 黏膜 B. 肌层 ⇨变移上皮

4. 高倍镜观察 重点观察变移上皮（详见上皮组织）。

变移上皮：细胞层数较多（注意观察细胞层数，判断是膀胱充盈状态还是空虚状态）。上皮表层细胞大，立方或圆形，核圆，可见双核，称为盖细胞。细胞游离缘染色深，称为壳层，可防止膀胱内尿液的侵蚀。

（二）输尿管（ureter），HE 染色

1. 观察要点 黏膜、肌层、外膜。

2. 肉眼观察 呈圆形，腔小壁厚，腔面有不规则的皱襞。

3. 低倍镜观察 管腔不规则，管壁由内向外分为黏膜、肌层和外膜（图 14-6）。黏膜形成许多纵行皱襞突向腔内，由变移上皮和固有层组成。肌层为平滑肌，外膜为疏松结

缔组织。

（三）肾血管灌注标本，墨汁灌注

1. 观察要点　肾血管分布及走向。

2. 低倍镜观察　可见肾的血管腔内均充满黑色染料，据此可了解肾的血管分布。血管球为一团丝球状的毛细血管，与入球微动脉和出球微动脉相连（图 14-7）。血管球周围为球后毛细血管网。

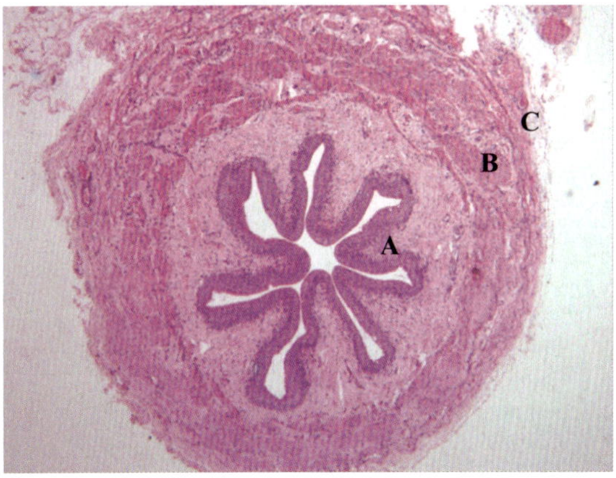

图 14-6　输尿管（×100）
A. 黏膜 B. 肌层 C. 外膜

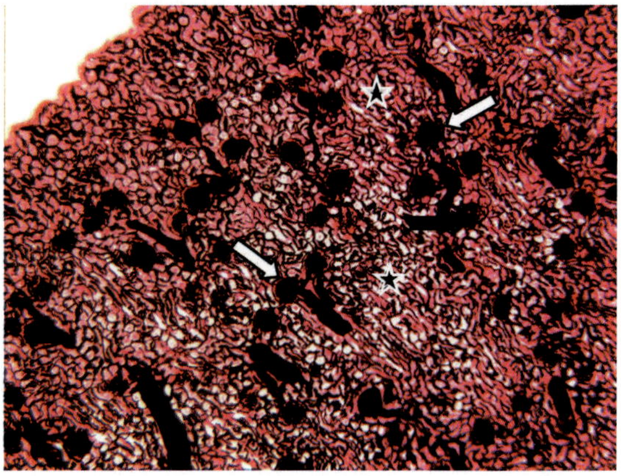

图 14-7　肾血管灌注（×100）
⇨血管球 ☆球后毛细血管网

【复习思考】

1. 光镜下如何区分近曲小管和远曲小管？为什么切片中近曲小管比远曲小管的断面多？

2. 球旁复合体的组成、结构和功能是什么？

3. 血液进入肾以后是如何形成尿液的？肾血液循环的哪些特点有利于滤过，哪些特点有利于重吸收？

【单元自测】

（曾洪艳）

自测题和参考答案

第十五章　眼

（Eye）

眼是特殊的感觉器官，包括眼球、眼睑、眼外肌、眼结膜和泪器。眼球是眼的核心结构，由眼球壁和眼内容物组成。眼球壁由外向内分为纤维膜、血管膜和视网膜三层。

【学习目标】

1. 能够在光镜下分辨角膜和视网膜的结构。
2. 能够在光镜下区分虹膜、睫状体和脉络膜。
3. 能够说出光镜下晶状体和玻璃体的结构特点。
4. 能够说出房水产生的结构和循环路径。

【关　键　词】

角膜；虹膜；睫状体；视网膜；黄斑；视神经乳头

【学习内容】

观察切片

眼球壁（eye wall），HE 染色，No. 97

1. 观察要点　角膜、虹膜、睫状体、视网膜、黄斑、视神经乳头。

2. 肉眼观察　标本为不规则圆形，一侧往外突起处为角膜，内面可见扁椭圆形晶状体。对侧可见往外延伸的视神经。

3. 镜下观察　低倍、高倍观察结合进行。

眼球壁分为三层：最外层为纤维膜，前 1/6 为角膜，后 5/6 为巩膜，与角膜连续，为致密结缔组织，着色红，前部有球结膜覆盖，角膜和巩膜移行处为角膜缘，内侧有巩膜静脉窦与小梁网；中间层不完整，为血管膜，前方缺如处为瞳孔，往后依次为虹膜、睫状体和脉络膜；最内层为视网膜，位于脉络膜的内面。

（1）角膜：位于眼球前部略突出部分，分为五层，由前向后依次为角膜上皮、前界膜、角膜基质、后界膜和角膜内皮（图 15-1）。角膜上皮是未角化的复层扁平上皮，由 5～6 层细胞紧密整齐排列而成。前界膜紧贴在角膜上皮内侧，较薄呈均质状。角膜基质又叫固有层，约占整个角膜层的 90%，由大量与角膜表面平行排列的胶原原纤维组成，其间可见少量扁平的角膜细胞。后界膜紧贴在角膜内皮的内面，均质较薄。角膜内皮由单层扁平上皮构成。

（2）虹膜：位于角膜后方，根端与睫状体相连，前端游离，是前、后房的分界。由前缘层、虹膜基质和虹膜上皮组成（图 15-2）。前缘层位于虹膜前表面，与角膜内皮相连，含扁平的成纤维细胞和色素细胞。虹膜基质为疏松结缔组织，可见大量色素细胞和血管。虹膜上皮由两层色素细胞组成。前层特化为肌上皮细胞，其中靠近瞳孔处呈环形排列的，称瞳孔括约肌；括约肌外侧的呈放射状排列，称瞳孔开大肌。后层色素上皮细胞体积大，含大量色素颗粒，镜下可见染成深黑色，细胞界线难以分辨。

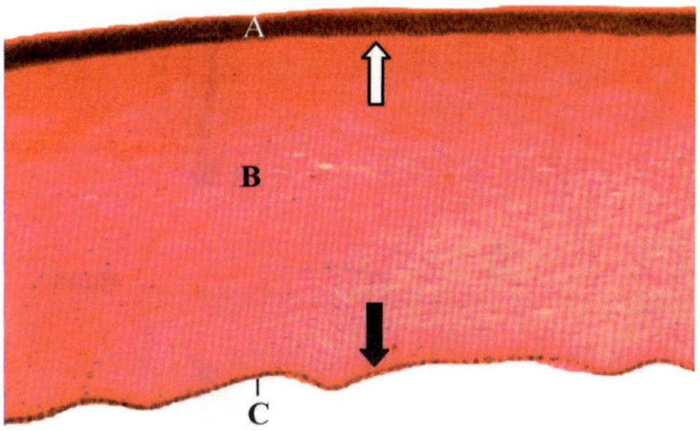

图 15-1　角膜（×40）

A. 角膜上皮　B. 角膜基质　C. 角膜内皮

⇨前界膜　➡后界膜

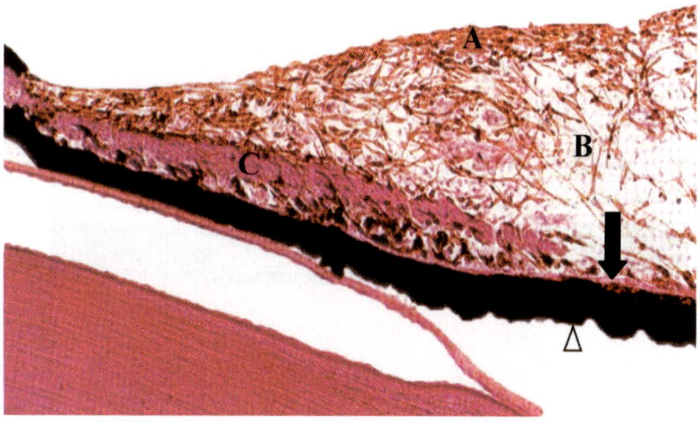

图 15-2　虹膜（×100）

A. 前缘层　B. 虹膜基质　C. 瞳孔括约肌

➡瞳孔开大肌　△后层色素上皮

（3）睫状体：位于虹膜和脉络膜之间，矢状切面呈三角形，由睫状肌、睫状基质和上皮组成，前端形成放射状的睫状突。睫状肌为平滑肌。睫状基质为结缔组织，含大量血管和色素细胞，其后与脉络膜相连。睫状体上皮由两层细胞组成。外层细胞为立方形，含粗大色素颗粒；内层细胞为立方形或者矮柱状，可分泌房水（图 15-3）。

（4）视网膜：位于眼球壁的最内层，由四层细胞组成，由外向内依次为色素上皮层、视细胞层、双极细胞层和节细胞层（图 15-4）。色素上皮层为单层矮柱状上皮，细胞紧密排列，与内层视细胞层无牢固连接结构，是视网膜脱落的好发部位。视细胞层主要含两种细胞：视锥细胞和视杆细胞。视锥细胞核较大，染色较浅，可感受强光和色觉。色盲即与视锥细胞的缺失有关。视杆细胞核较小，染色深，与弱光的感受有关。夜盲症与视杆细胞相关。

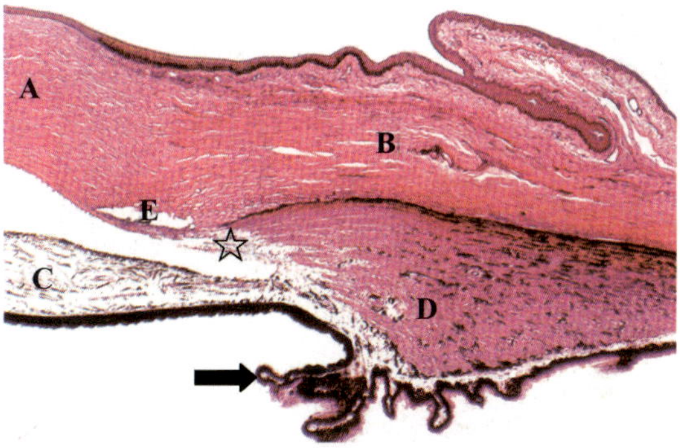

图 15-3　睫状体（×40）

A. 角膜　B. 巩膜　C. 虹膜　D. 睫状肌　E. 巩膜静脉窦

☆小梁网　➡睫状体上皮

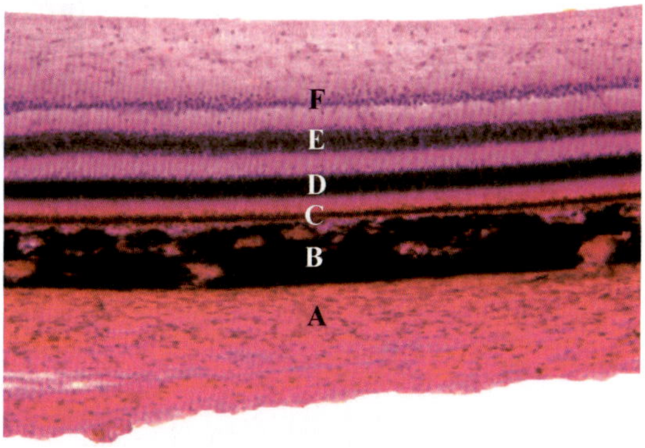

图 15-4　视网膜（×400）

A. 巩膜　B. 脉络膜　C. 色素上皮层　D. 视细胞层

E. 双极细胞层　F. 节细胞层

（5）黄斑和视神经乳头：黄斑（图 15-5）为视网膜后极一浅黄色区域，其中央凹陷，称中央凹。该处视网膜最薄，只有色素上皮和视锥细胞，是视觉最敏锐区域。视神经乳头（图 15-6）为视神经穿出眼球的部分，此处视细胞缺失，故又称盲点。

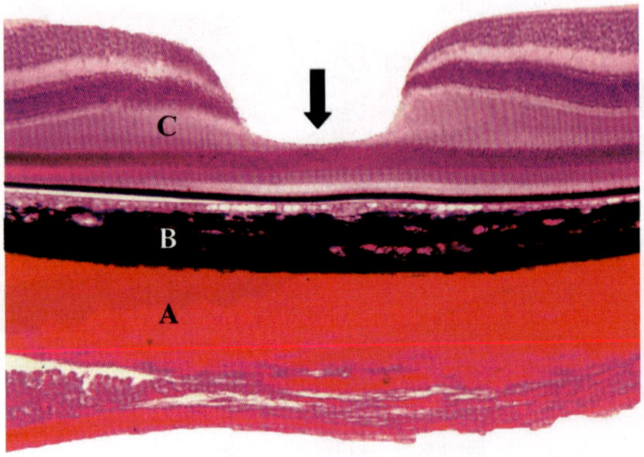

图 15-5　黄斑（×400）

A. 巩膜　B. 脉络膜　C. 视网膜　➡黄斑中央凹

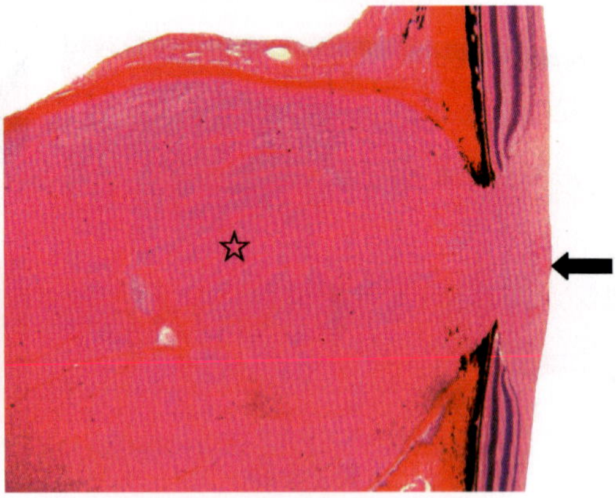

图 15-6　视神经乳头（×100）

☆视神经　➡视神经乳头

【复习思考】

1. 光镜下角膜、虹膜、睫状体和视网膜的结构分别有什么特点？
2. 角膜为什么透明？相应的组织学结构基础是什么？
3. 光线由外部进入眼球需经过哪些结构才能被视网膜的视细胞感知？
4. 为什么黄斑中央凹是视觉最敏锐的区域？

【单元自测】

（郭小兵）

自测题和参考答案

第十六章　内分泌系统

(Endocrine System)

内分泌系统是机体重要的调节系统，它与神经系统、免疫系统相互调节，共同维持机体内环境的稳态。内分泌系统由独立的内分泌腺（如甲状腺、肾上腺和垂体等）和分布于其他器官内的内分泌细胞组成。内分泌细胞的分泌物为激素。大多数内分泌细胞分泌的激素通过血液循环作用于远处的特定细胞，通过与靶器官或靶细胞上的特异性受体结合而发挥作用。

【学习目标】

1. 能够分辨光镜下甲状腺的甲状腺滤泡、滤泡上皮细胞和滤泡旁细胞的结构。
2. 能够辨认光镜下肾上腺皮质球状带、束状带、网状带和髓质的结构。
3. 能够分辨光镜下垂体的远侧部、中间部和神经部；能够区分远侧部嗜酸性细胞、嗜碱性细胞和嫌色细胞的结构特点。
4. 能够使用实验教程和数字化切片理解甲状旁腺的光镜结构特点。

【关　键　词】

甲状腺滤泡；滤泡旁细胞；肾上腺皮质；肾上腺髓质；垂体远侧部；赫令体

【学习内容】

一、观察切片

（一）甲状腺（thyroid gland），HE 染色，No.92

1. 观察要点　滤泡、滤泡旁细胞。

2. 肉眼观察　标本为椭圆形或不规则形，区域较大着粉红色的为甲状腺，一侧染紫蓝色较小区域为甲状旁腺。

3. 低倍镜观察　辨认甲状腺与甲状旁腺。结缔组织被膜覆盖于甲状腺表面，内为实质，可见大量大小不一，圆形或椭圆形的甲状腺滤泡（图 16-1）。

4. 高倍镜观察　滤泡由滤泡壁和滤泡腔组成。滤泡壁为单层上皮，细胞呈立方形或短柱状，胞质着色浅，胞核圆形。滤泡腔内充满了粉红均质状胶质，为碘化的甲状腺球蛋白。滤泡旁细胞分散于滤泡之间或嵌于滤泡壁上，体积较大，形态不规则，胞质染色浅，胞核大呈圆形，着色浅。滤泡之间的少量结缔组织为间质成分（图 16-2）。

（二）甲状旁腺（parathyroid gland），HE 染色，No.92

1. 观察要点　主细胞、嗜酸性细胞。

2. 低倍镜观察　表面被覆有薄层结缔组织被膜。腺细胞排列成索或团状，其间有少许结缔组织和丰富的毛细血管（图 16-3）。

3. 高倍镜观察　腺细胞分主细胞及嗜酸性细胞。主细胞数量多，体积小，胞质着色浅。嗜酸性细胞单个或成群存在于主细胞之间，体积较大，胞质呈强嗜酸性（图 16-4）。

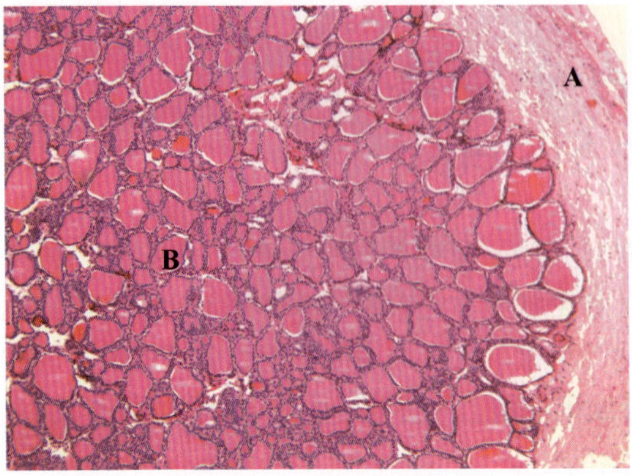

图 16-1　甲状腺（×40）

A. 被膜　B. 甲状腺滤泡

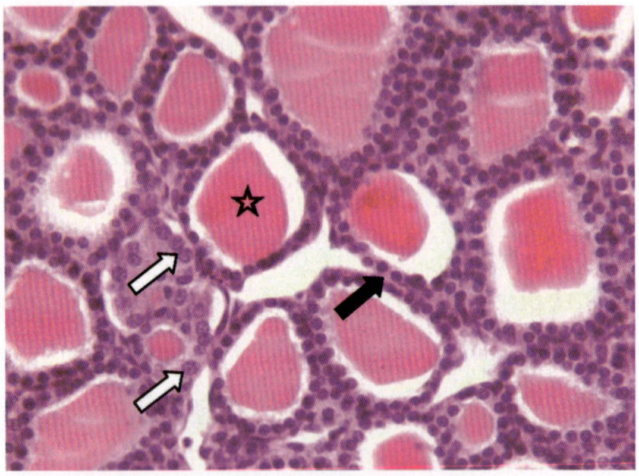

图 16-2　甲状腺（×400）

➡滤泡上皮细胞　⇨滤泡旁细胞　☆胶质

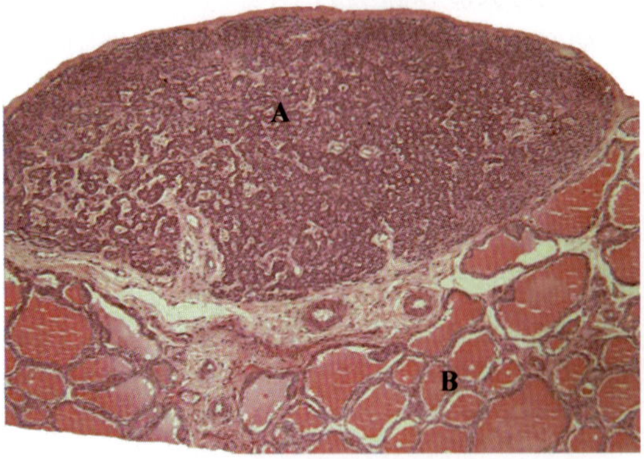

图 16-3　甲状旁腺（×40）

A. 甲状旁腺　B. 甲状腺

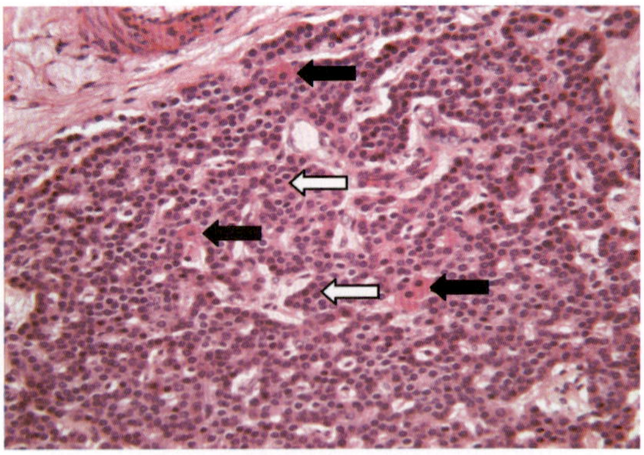

图 16-4　甲状旁腺（×400）

➡嗜酸性细胞　⇨主细胞

（三）肾上腺（adrenal gland），HE 染色，No.93

1. 观察要点　球状带、束状带、网状带、髓质。

2. 肉眼观察　标本为椭圆形，周围染色深较厚的为皮质，中央染色浅的区域为髓质。

3. 低倍镜观察　表面包有结缔组织的被膜。肾上腺实质分为周边的皮质和中央的髓质，根据皮质腺细胞的排列方式、形态结构与染色不同依次分为三个带，即球状带、束状带和网状带（图 16-5）。

4. 高倍镜观察

（1）皮质（图 16-6）

1）球状带：位于被膜下方，较薄，细胞较小，聚集成球团状，染色深。

2）束状带：在球状带的内面，是皮质中最厚的部分。细胞较大，排列成单行或双行的索条状，着色浅。胞质内含大量脂滴，在制片中被溶解，故胞质呈泡沫状。

3）网状带：位于皮质最内层，紧靠髓质，细胞排列成短的条索并互相吻合呈网状。细胞较小，着色深。

（2）髓质：位于腺体中央，主要由排列成索或团的髓质细胞组成。髓质中央有中央静脉。髓质细胞呈多边形，胞质中含有棕黄色嗜铬颗粒，故而染成浅棕黄色，又称为嗜铬细胞。交感神经节细胞散在于嗜铬细胞间，胞核大、圆形，呈空泡状，核仁明显（图 16-6）。

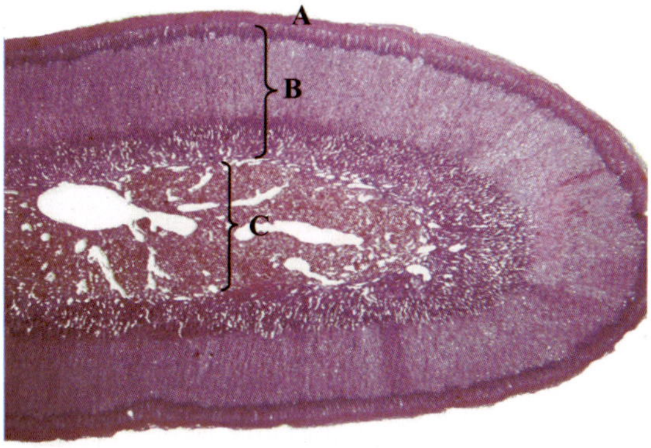

图 16-5　肾上腺（×40）

A. 被膜　B. 皮质　C. 髓质

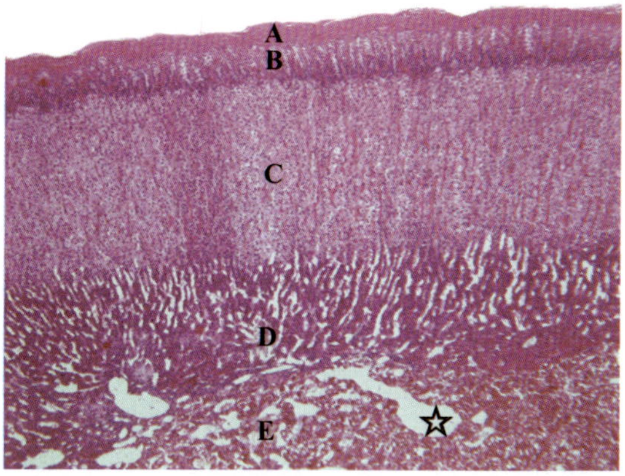

图 16-6　肾上腺（×100）

A. 被膜　B. 球状带　C. 束状带　D. 网状带　E. 髓质

☆ 中央静脉

（四）垂体（pituitary gland），HE 染色，No.91

1. 观察要点　远侧部、中间部、神经部、嗜酸性细胞、嗜碱性细胞。

2. 肉眼观察　标本呈椭圆形，染色深的区域为腺垂体远侧部，染色浅的区域是神经垂体神经部，二者之间为中间部。

3. 低倍镜观察　分辨远侧部、中间部与神经部（图 16-7，图 16-8）。

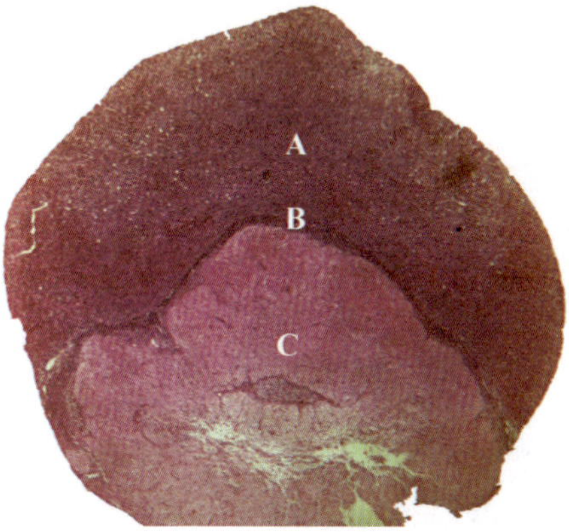

图 16-7　垂体（×40）

A. 远侧部　B. 中间部　C. 神经部

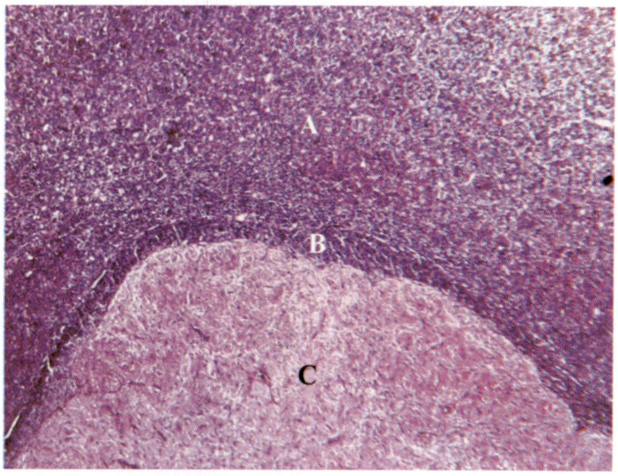

图 16-8　垂体（×100）

A. 远侧部　B. 中间部　C. 神经部

4. 高倍镜观察

（1）远侧部：腺细胞排列呈团索状，并相互连接成网。腺细胞之间有少许结缔组织。嗜酸性细胞数量较多，呈圆形或卵圆形，胞质呈嗜酸性。嗜碱性细胞数量少，细胞呈椭圆形或多边形，胞质呈嗜碱性。嫌色细胞数量多，体积小，呈圆形或多边形，胞质少，着色浅（图 16-9）。

（2）中间部：位于远侧部和神经部之间。主要由嗜碱性细胞和大小不等的滤泡构成。

（3）神经部：主要由大量浅粉红色的无髓神经纤维和神经胶质细胞组成，含有丰富的毛细血管。神经胶质细胞又称垂体细胞。可见赫令体，为大小不等的嗜酸性团块（图 16-10）。

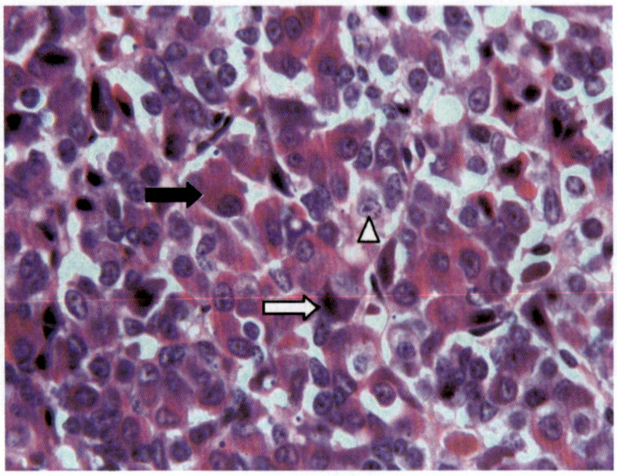

图 16-9　垂体远侧部（×400）

➡嗜酸性细胞　⇨嗜碱性细胞　△嫌色细胞

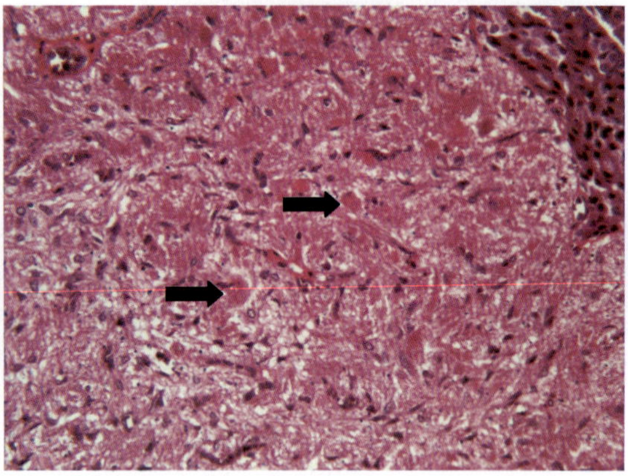

图 16-10　垂体神经部（×400）

➡赫令体

二、示教切片

（一）甲状腺滤泡旁细胞（parafollicular cell），硝酸银染色

1. 观察要点　滤泡旁细胞。

2. 肉眼观察　标本为棕黑色椭圆形或不规则形。

3. 低倍镜观察　可见大量棕黄色，大小不一圆形或椭圆形的甲状腺滤泡。

4. 高倍镜观察　染成棕黄或棕黑色的细胞为甲状腺滤泡旁细胞，分布在滤泡上皮细胞间或滤泡与滤泡间（图 16-11）。

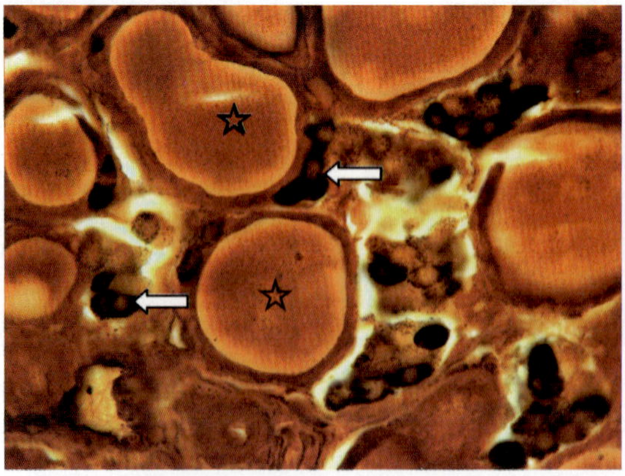

图 16-11　甲状腺滤泡旁细胞　硝酸银染色（×400）

⇨滤泡旁细胞　☆甲状腺滤泡

（二）垂体远侧部细胞（cells in the pars distalis），特染

1. 观察要点　嗜酸性细胞、嗜碱性细胞、嫌色细胞。

2. 肉眼观察　标本呈灰色椭圆形，染色深的区域为腺垂体远侧部。

3. 低倍镜观察　远侧部可见三种不同染色的细胞。

4. 高倍镜观察　胞质染成红色的为嗜酸性细胞，染成蓝色的为嗜碱性细胞，着色浅的为嫌色细胞（图 16-12）。

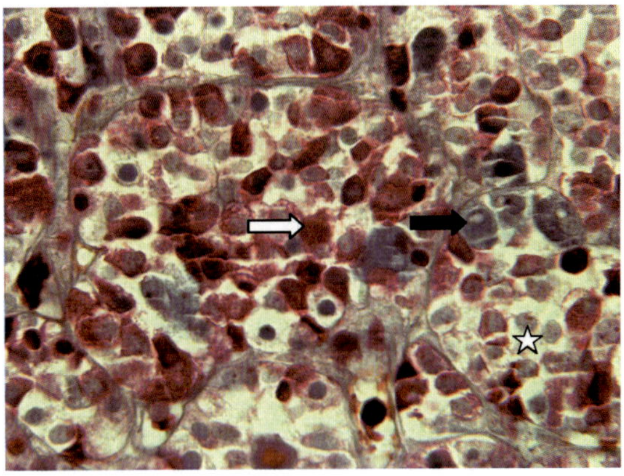

图 16-12　垂体远侧部细胞 特染（×400）

➡嗜碱性细胞 ⇨嗜酸性细胞 ☆ 嫌色细胞

【复习思考】

1. 内分泌腺在结构上有何共同特点？
2. 试述甲状腺、肾上腺的组织结构和分泌的激素。
3. 腺垂体远侧部包括哪几种细胞？各自的结构特点和功能是什么？
4. 试述神经垂体的组织结构、功能及其与下丘脑的关系。

【单元自测】

（袁　云）

自测题和参考答案

第十七章 男性生殖系统

（Male Reproductive System）

男性生殖系统主要由睾丸、生殖管道、附属腺及外生殖器组成。睾丸是产生精子和分泌雄性激素的器官。生殖管道具有促进精子成熟，营养、贮存和运输精子的作用。附属腺包括精囊、尿道球腺和前列腺。附属腺和生殖管道的分泌物共同构成精浆，精子与精浆构成精液。

【学习目标】

1. 能够辨认光镜下生精小管的组织结构；能够辨认和区分各级生精细胞及睾丸间质细胞。
2. 能够在光镜下识别支持细胞。
3. 能够使用实验教程和数字化切片理解光镜下附睾及前列腺的组织结构特点。

【关 键 词】

生精小管；生精细胞；支持细胞；睾丸间质细胞

【学习内容】

一、观察切片

睾丸（testis），HE 染色，No.81

1. 观察要点 生精小管、各级生精细胞、支持细胞、睾丸间质细胞。

2. 肉眼观察 标本分为两部分，略呈扇形、较大的部分为睾丸组织切片，一侧有一月牙形结构为附睾断面。睾丸外表包有一层染成红色的白膜。

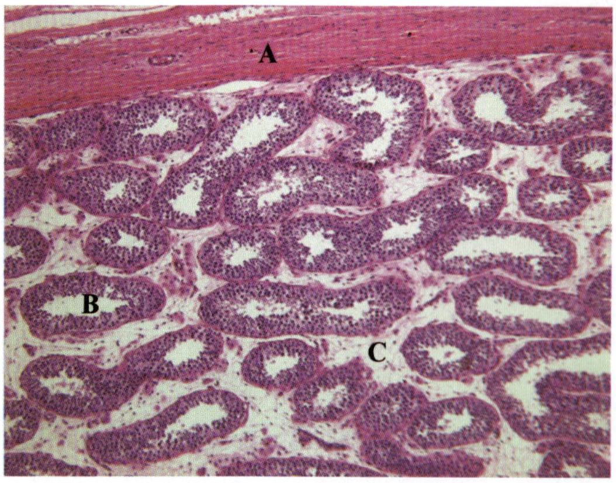

图 17-1 睾丸（×40）

A. 白膜 B. 生精小管 C. 睾丸间质

3. 低倍镜观察 由外向内依次观察睾丸的结构。

睾丸表面为单层扁平上皮，下方为致密结缔组织构成的白膜，较厚，染成粉红色。白膜深面为睾丸实质，可见实质内呈圆形、椭圆形或不规则形切面的小管，即生精小管，管壁较厚，由多层大小不等的细胞组成。生精小管之间的疏松结缔组织为睾丸间质，可见其中有成群的圆形或椭圆形的睾丸间质细胞和血管的断面（图 17-1）。

4. 高倍镜观察

（1）生精小管：管壁是一种特殊的复层生精上皮。生精上皮由支持细胞和生精细胞组成。管壁从基膜向腔内依次可见不同发育时期的生精细胞，因细胞彼此紧密排列，所以界限不清，其结构如下（图 17-2，图 17-3）。

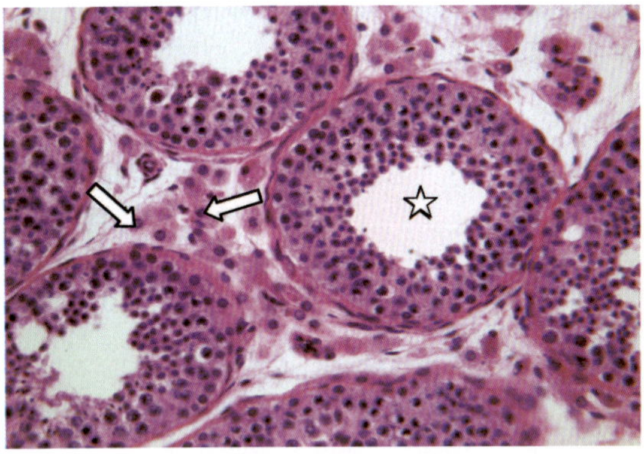

图 17-2　睾丸（×400）

☆ 生精小管　⇨睾丸间质细胞

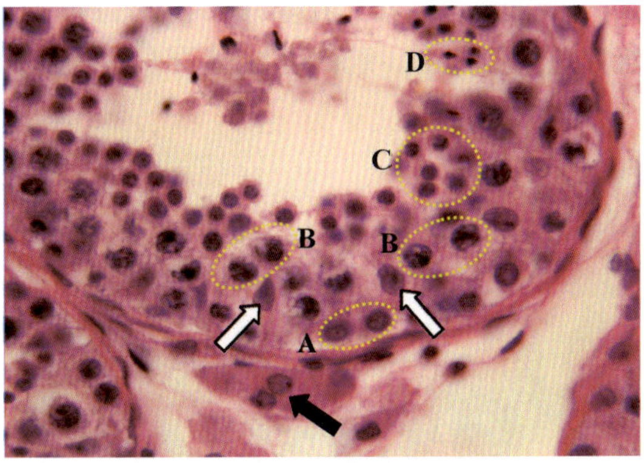

图 17-3　生精小管（×1000）

A. 精原细胞　B. 初级精母细胞　C. 精子细胞　D. 精子

⇨支持细胞　➡睾丸间质细胞

1）精原细胞：位于基膜上，细胞呈圆形或椭圆形，体积较小，核圆形或卵圆形，着色深浅不一，偶见有丝分裂象，染色浅。

2）初级精母细胞：位于精原细胞近腔侧。细胞体积较大，呈圆形，可有 1～3 层。核大而圆，因处于不同的减数分裂阶段，故可看到不同的细胞染色体粗细不一，交织呈丝球状，有时可见粗大的染色体。

3）次级精母细胞：在初级精母细胞的近腔侧。胞体大小似精原细胞，核圆，染色深。由于次级精母细胞存在时间短，因此在切片中不易观察到。

4）精子细胞：位于近腔面，由数层细胞组成。细胞呈圆形，体积比精原细胞小，核圆形，较小，核内染色质致密，故着色深。

5）精子：位于腔面或腔内。切片中，多数精子不显尾部，精子头部一般为菱形或椭圆形，着色深。

6）支持细胞：位于生精细胞间，细胞轮廓不清，主要根据核的形态分辨。胞核较大多呈三角形、椭圆形或不规则形，核内染色质少，着色浅，核仁明显。

（2）睾丸间质细胞：位于生精小管之间的结缔组织内，细胞体积大，呈圆形或多边形，常三五成群存在。核大而圆，染色浅。胞质嗜酸性，染为红色（图 17-2，图 17-3）。

（3）直精小管：位于睾丸纵隔边缘，管径细，管壁由单层立方或单层柱状上皮构成（图 17-4）。多数标本未切到该小管。

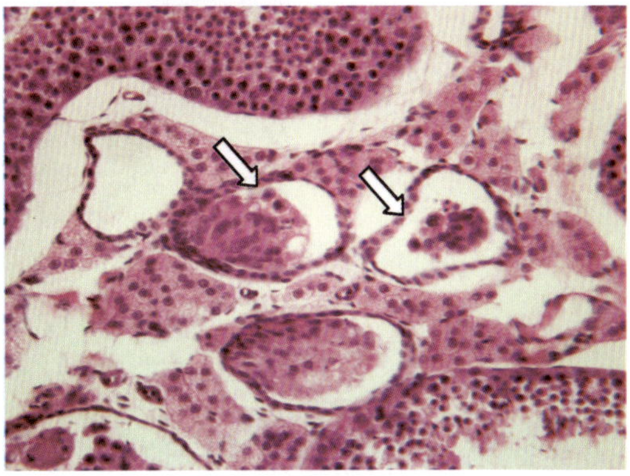

图 17-4　直精小管（×400）

⇨直精小管

二、示教切片

（一）附睾（epididymis），HE 染色

1. 观察要点　附睾管、输出小管。

2. 低倍镜观察　在附睾不同部位可见不同形状的小管。体部和尾部由附睾管组成，管腔较大而规则，腔内可见精子（图 17-5）。在附睾的头部可见管腔较小且不规则的输出小管（图 17-6）。

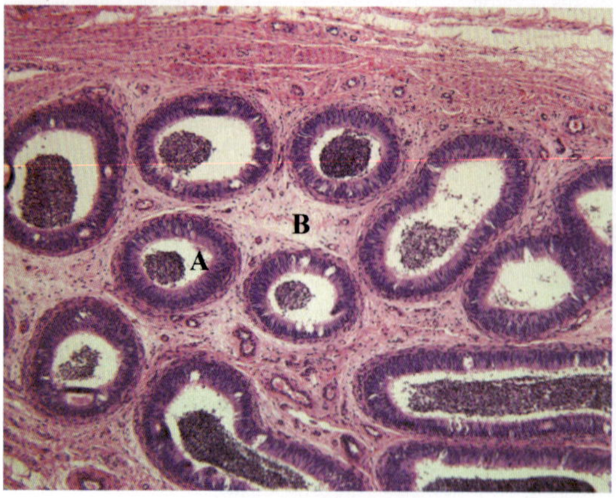

图 17-5　附睾（×100）

A. 附睾管　B. 疏松结缔组织

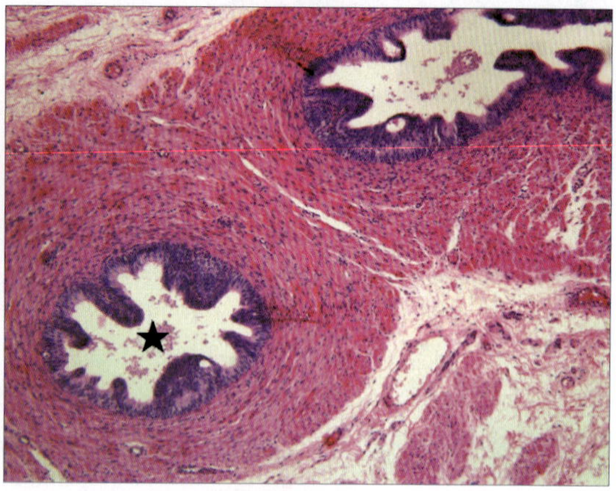

图 17-6　输出小管（×100）

★输出小管

3. 高倍镜观察

（1）附睾管：上皮是假复层柱状上皮，由主细胞和基细胞组成（图 17-7）。主细胞呈高柱状，核椭圆形，靠近游离面，细胞表面有许多静纤毛。基细胞呈锥形，位于上皮深层。管壁较厚，管腔规则，腔内充满精子。在上皮基膜外有较多的环形平滑肌。

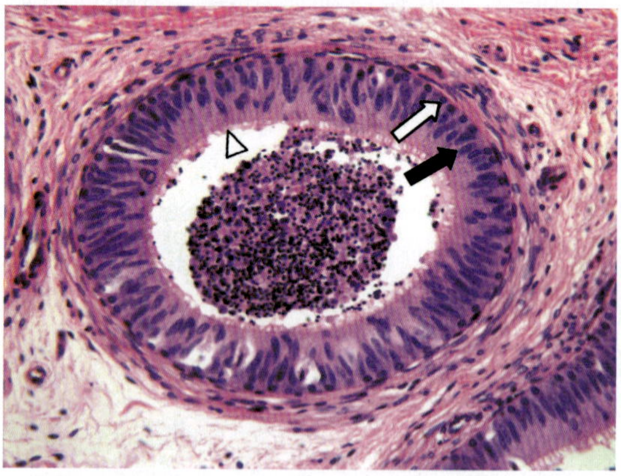

图 17-7　附睾管（×400）

⇨基细胞　➡柱状细胞　△ 静纤毛

（2）输出小管：上皮是一种假复层柱状上皮，由高柱状纤毛细胞群和短柱状分泌细胞群相间排列而成，故管腔不规则。高柱状纤毛细胞核长，位于细胞近腔面，胞质染色深，游离面有大量纤毛。短柱状细胞核靠近基底部。

（二）前列腺（prostate），HE 染色

1. 观察要点 腺泡、前列腺凝固体。

2. 肉眼观察 中央有管腔不规则的紫蓝色尿道，标本一侧表面染色深红者为被膜，其内有许多大小、形状不一的腔隙，即前列腺腺泡腔。

3. 低倍镜、高倍镜观察

（1）被膜：表面有致密结缔组织和平滑肌纤维构成的被膜。被膜深入腺实质构成粗支架，约占实质的 1/3。

（2）腺泡：腺腔大小不一，腔面形状极不规则，形成许多皱襞。腺上皮为单层立方、单层柱状或假复层柱状，交错排列。腔内有分泌物浓缩成的圆形或椭圆形、嗜酸性板层状的前列腺凝固体（图 17-8）。导管与腺泡不易区别。导管一般皱褶较低，管腔较大，上皮为单层立方或柱状。腺泡之间的结缔组织内有平滑肌纤维。

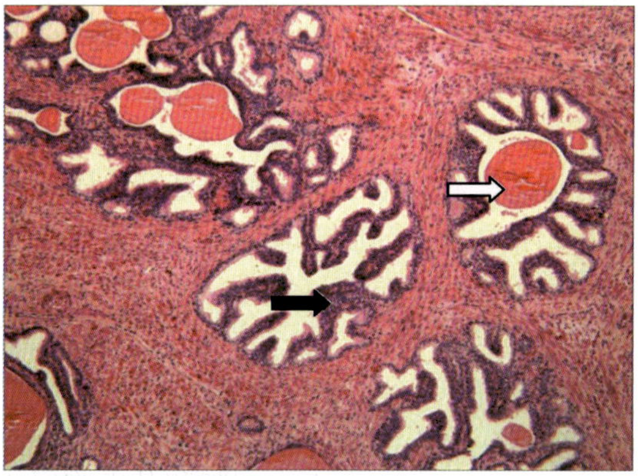

图 17-8 前列腺（×100）

⇨前列腺凝固体 ➡皱襞

【复习思考】

1. 光镜下如何分辨生精小管内的各级生精细胞？
2. 睾丸中能分泌雄激素的细胞是什么？简述该细胞的形态结构特点。
3. 简述血 - 睾屏障的构成及其意义。
4. 简述精子发生过程。

【单元自测】

（杨丽娟）

自测题和参考答案

第十八章　女性生殖系统
（Female Reproductive System）

女性生殖系统由内生殖器（卵巢、输卵管、子宫与阴道）和外生殖器组成。其中，卵巢既是生殖细胞（卵细胞）发生的场所，也是一个重要的内分泌器官，可以分泌雌激素和孕激素；输卵管既是生殖细胞和早期胚胎运行的通道，也是受精的部位；子宫是孕育胎儿以及产生月经的器官；乳房是哺育后代的器官，也是女性性成熟的重要标志。

【学习目标】

1. 能够辨认原始卵泡、初级卵泡、次级卵泡的光镜结构特点。

2. 能够分辨子宫体壁的三层结构，并观察内膜上皮和固有层的光镜结构，区分子宫腺和螺旋动脉。

3. 能够分辨增生期、分泌期和月经期子宫内膜的光镜结构特点。

4. 能够说出成熟卵泡、闭锁卵泡、间质腺与黄体的光镜结构特点。

【关　键　词】

卵泡；透明带；放射冠；卵丘；子宫内膜；月经周期

【学习内容】

一、观察切片

（一）卵巢（ovary），HE 染色，No. 84

1. 观察要点　原始卵泡、初级卵泡、次级卵泡。

2. 肉眼观察　标本外周部分染成红色，内有大小不一的空泡状结构，即不同发育阶段的卵泡，该部为卵巢的皮质。卵巢的髓质居其中央，范围小。

3. 镜下观察　低倍、高倍观察结合进行。

卵巢表面覆盖有单层扁平或立方上皮，称生殖上皮或表面上皮（图 18-1），上皮基底面是由致密结结缔组织构成的白膜。卵巢实质分为周边的皮质（占实质的大部分）和中央的髓质（占实质的小部分）。

（1）皮质：由各期发育的卵泡、黄体和结缔组织所组成。重点观察各期发育的卵泡：

1）原始卵泡：多位于皮质浅层，体积小，数量多。由一个圆形的初级卵母细胞及包围它的单层扁平的卵泡细胞组成（图 18-1）。初级卵母细胞体积较大，胞质丰富，核大而圆、色浅、核仁清楚。卵泡细胞呈扁平形，体积小，核扁圆色深。

2）初级卵泡：初级卵母细胞周围的卵泡细胞为单层立方或柱状上皮，或复层上皮。可见透明带和放射冠，卵泡膜已出现（图 18-1）。透明带为一层均质状的膜，嗜酸性强，位于卵母细胞和卵泡细胞之间。近透明带的一层卵泡细胞呈柱状，放射状排列，此即放射冠。卵泡外周有卵泡膜，由结缔组织构成，染色较浅。

3）次级卵泡：体积增大，呈泡状，有卵泡腔。在卵泡腔周围是复层卵泡细胞构成的颗粒层。在卵泡腔的一侧有的可见到卵丘（由初级卵母细胞、透明带和其周围的卵泡细胞构成）。卵泡膜已较明显地分出内外两层。内层细胞多，呈多边形或梭形，细胞间有丰富的毛细血管；外层纤维多，与周围结缔组织无明显分界（图 18-2）。

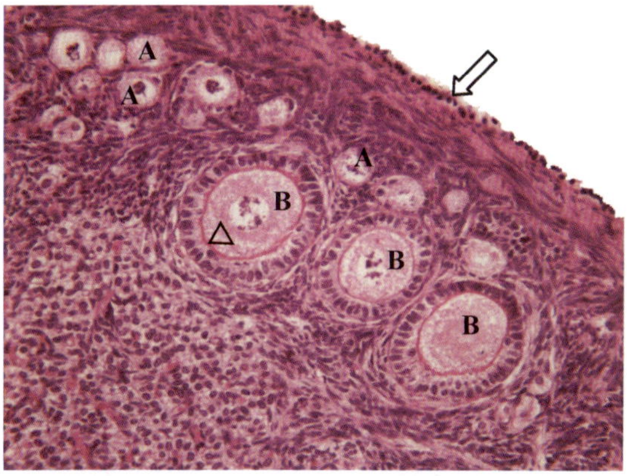

图 18-1　卵巢（×400）

A. 原始卵泡　B. 初级卵泡　△ 透明带　⇨生殖上皮

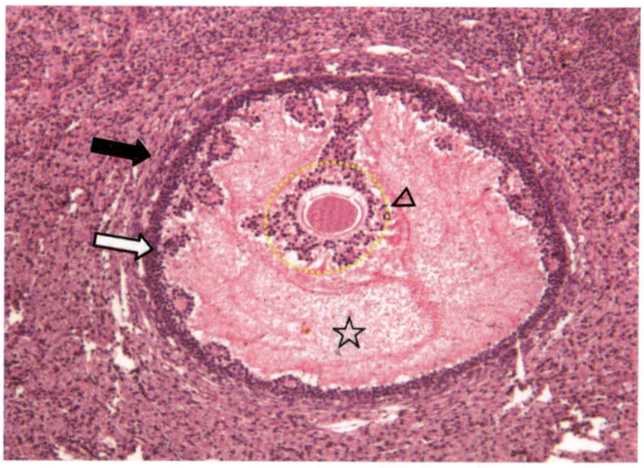

图 18-2　次级卵泡（×200）

☆ 卵泡腔　△卵丘　⇨颗粒细胞　➡卵泡膜

4）成熟卵泡：大部分标本见不到成熟卵泡，可见示教。

5）闭锁卵泡：是退化了的卵泡。卵泡退化可发生在卵泡发育的不同阶段。其特点是：卵母细胞退化被吸收。卵泡腔塌陷，卵泡细胞分散、退化或消失。透明带曲折、肿胀、断裂，形成一嗜酸性物质（图 18-3）。卵泡膜内层的膜细胞变成多边形的较大的细胞。

6）间质腺：次级卵泡退化后，其周围肥大的卵泡膜内层细胞成团的分散在结缔组织中，称为间质腺。细胞体积较大、多边形，核圆，胞质着色较浅。

7）黄体：有的标本不一定见到，可见示教。

（2）髓质：由疏松结缔组织组成，内有许多大小不等的血管。

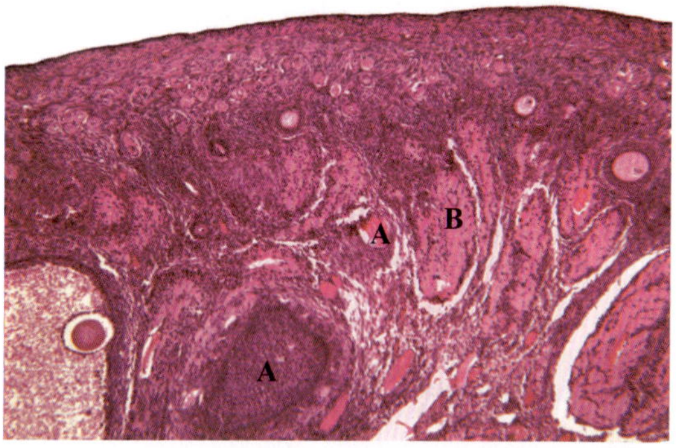

图 18-3　卵巢（×100）

A. 闭锁卵泡　B. 白体

（二）子宫（uterus）（增生期），HE 染色，No. 86

1. 观察要点　黏膜、肌层、外膜、上皮、子宫腺、螺旋动脉。

2. 肉眼观察　标本腔面染成紫色的一层是黏膜，其余染成红色很厚的部分是肌层。

3. 低倍镜观察　自腔面向外依次分辨子宫壁的三层结构（图 18-4，图 18-5）。

（1）黏膜:（又称子宫内膜）：由上皮和固有层构成。固有层内可见大量呈管状的腺体称为子宫腺，腺体之间有大量的结缔组织，结缔组织内含有许多小血管断面，呈串排列，此即螺旋动脉（图 18-6）。子宫内膜可分为功能层和基底层，二者在切片中界限不明显。

1）功能层：靠腔面，较厚，其内结缔组织较多。增生早期，子宫腺断面较少，腺体较直的为纵切，环形的为横切（图 18-4，图 18-6）。增生晚期时，子宫腺体数量增多，腺体较长、较弯曲，腺腔较增生早期增大（图 18-5，图 18-7）。

2）基底层：在功能层深部，紧靠肌层。较薄，其内结缔组织较少，横切的腺体断面较多。

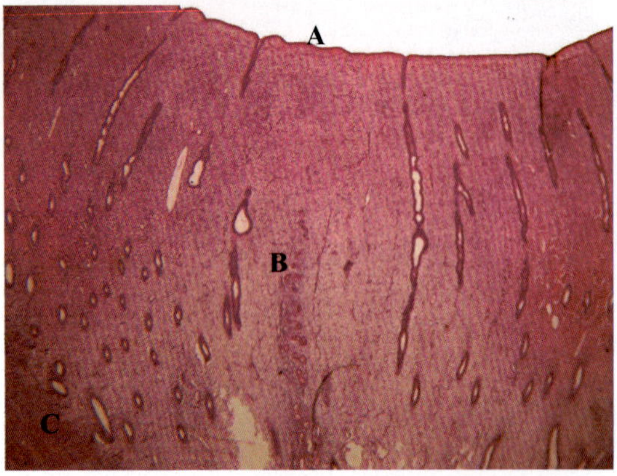

图 18-4　子宫（增生早期）（×40）

A. 上皮 B. 固有层 C. 肌层

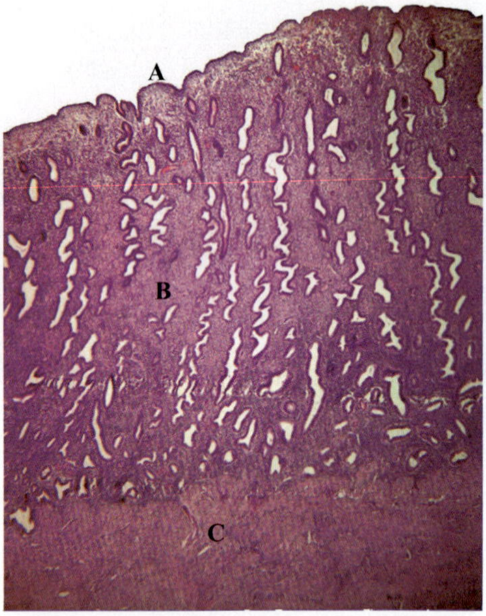

图 18-5　子宫（增生晚期）（×40）

A. 上皮 B. 固有层 C. 肌层

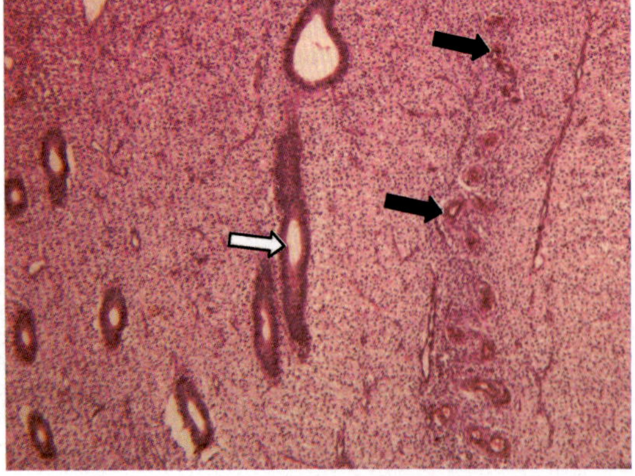

图 18-6　子宫内膜（增生早期）（×100）

⇨子宫腺 ➡螺旋动脉

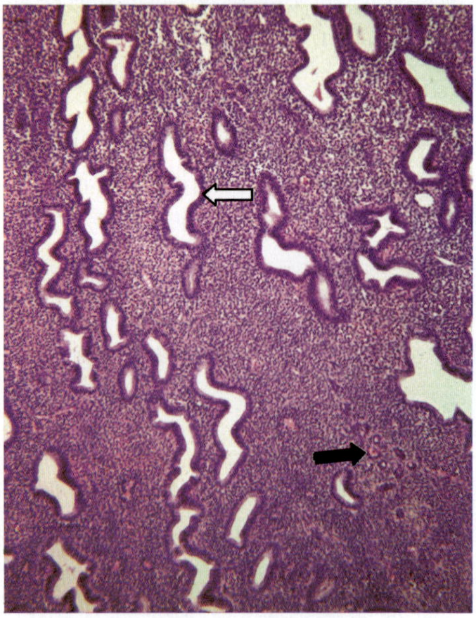

图 18-7　子宫内膜（增生晚期）（×100）

⇨子宫腺 ➡螺旋动脉

（2）肌层：由许多平滑肌束和少量结缔组织构成。大致可分出浆膜下层、中间层和黏膜下层。黏膜下层与黏膜层相连，为纵行平滑肌；中间层为环形或斜行平滑肌，其中有许多血管；浆膜下层也为纵行平滑肌束。

（3）浆膜：由间皮和结缔组织构成。

4. 高倍镜观察　重点观察黏膜。

（1）上皮：为单层柱状上皮，有纤毛细胞和分泌细胞两种。

（2）固有层：由结缔组织构成，可见以下结构：

1）子宫腺：子宫腺上皮与子宫腔面上皮相似，为单层柱状上皮。

2）螺旋动脉：同小动脉结构特点。

3）基质细胞：细胞体积小、呈梭形，核大色浅，胞质不明显。

（三）子宫（uterus）（月经期），HE 染色，No. 附 87

1. 观察要点　上皮、子宫腺。

2. 肉眼观察　标本为三角形，染成紫色的一层是黏膜，其余染成红色很厚的部分是肌层。

3. 低倍镜观察　观察方式与增生期子宫内膜相似，注意上皮或固有层有不同程度的脱落，内膜不完整（图 18-8，图 18-9）。

4. 高倍镜观察　上皮脱落，不完整，可见坏死的内膜组织。

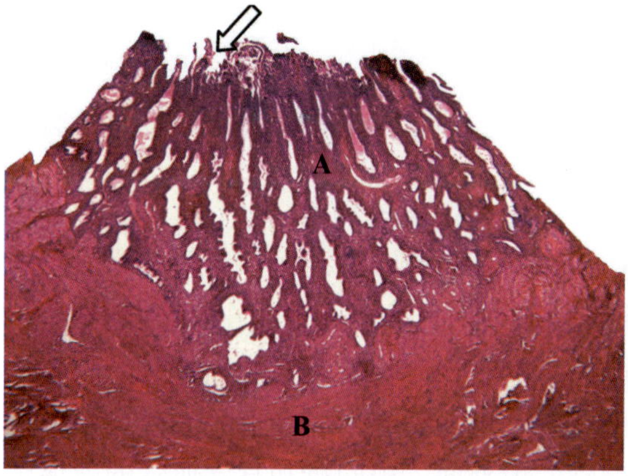

图 18-8　子宫（月经期）（×40）

A. 内膜 B. 肌层 ⟹脱落的内膜组织

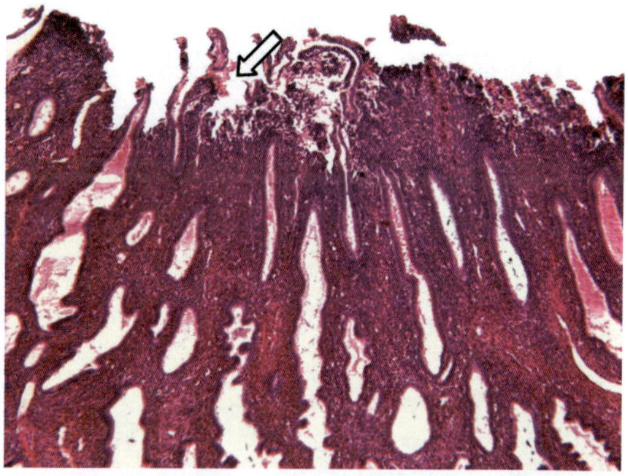

图 18-9　子宫内膜（月经期）（×100）

⟹脱落的内膜组织

二、示教切片

（一）成熟卵泡（mature follicle），HE 染色

1. 观察要点　成熟卵泡。

2. 肉眼观察　标本为卵巢的纵切面，突出于卵巢皮质表面，体积最大的空泡状结构即为成熟卵泡。

3. 低倍镜观察　体积大，卵泡腔合并成一个大腔，卵泡壁变薄。卵母细胞已被推挤到卵泡的一侧，卵丘更为突出。透明带、放射冠及卵泡膜的内外两层明显（图 18-10）。

（二）黄体（corpus luteum），HE 染色

1. 观察要点　黄体。

2. 肉眼观察 标本为卵巢的纵切面，在卵巢皮质中体积大、呈圆形、染成红色的团块状结构即为黄体。

3. 低倍镜观察 体积很大，其外有结缔组织被膜包裹，与周围组织分界清楚（图 18-11）。

4. 高倍镜观察 黄体细胞聚集成群，黄体细胞体积大，呈圆形或多边形，胞质内含黄色的脂褐素，切片中呈现空泡状，细胞之间有丰富的毛细血管。

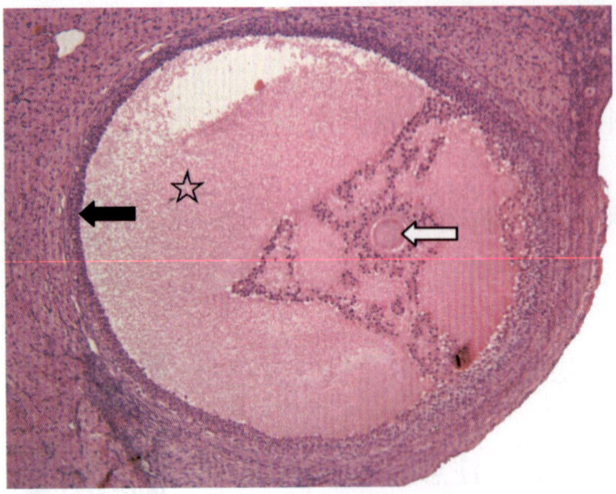

图 18-10 成熟卵泡（×100）

☆卵泡腔 ⇨卵母细胞 ➡卵泡壁

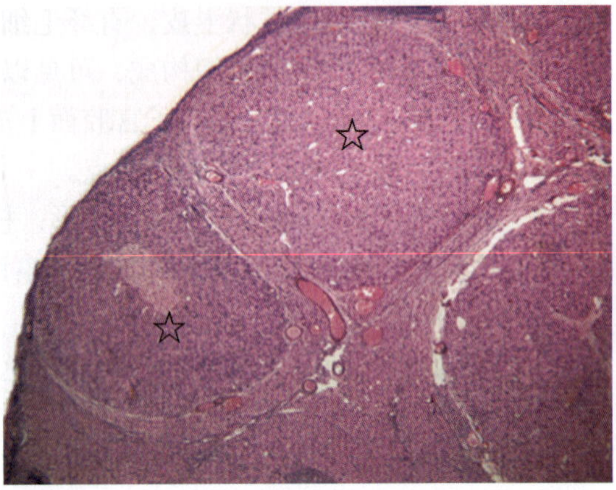

图 18-11 黄体（×40）

☆ 黄体

（三）输卵管（oviduct），HE 染色

1. 观察要点 黏膜皱襞、肌层。

2. 肉眼观察 标本为输卵管的横切面，管腔小，腔面可见许多较大突起（为皱襞），染成紫红色，构成黏膜层。包裹在黏膜周围呈红色的为肌层。

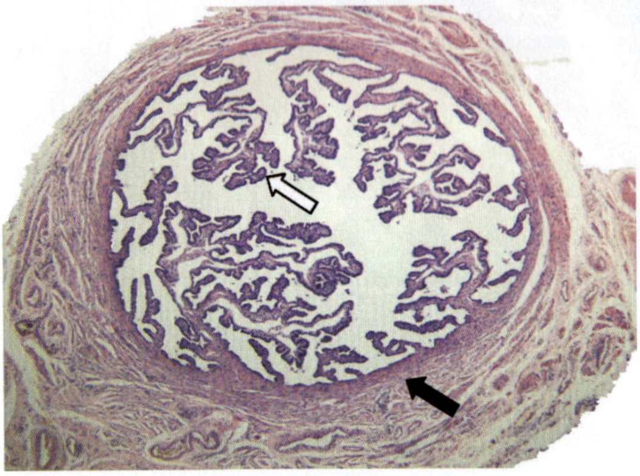

图 18-12 输卵管（×40）

⇨黏膜皱襞 ➡ 肌层

3. 低倍镜观察 由黏膜、肌层和浆膜三层构成。黏膜层皱襞很多，突出到腔内，管腔较小（图 18-12）。肌层由内环行与外纵行两层平滑肌构成，纵行肌排列很分散，其周围充满大量的结缔组织和血管。浆膜位于输卵管的最外面，由间皮和富含血管的薄层疏松结缔组织构成。

4. 高倍镜观察 黏膜由单层柱状上皮和固有层构成。上皮细胞包括纤毛细胞和分泌细胞两种。纤毛细胞游离面有纤毛，核呈圆或卵圆形，染色浅。分泌细胞核呈长椭圆形，染色较深。固有层为薄层结缔组织，含有丰富的毛细血管和散在平滑肌纤维。

（四）子宫（uterus）（分泌期），HE 染色

1. 观察要点 内膜厚度、子宫腺、螺旋动脉。

2. 肉眼观察 标本腔面染成紫色的一层是黏膜，其余染成红色很厚的部分是肌层。

3. 低倍镜观察 内膜较厚，子宫腺较多，腺腔大且弯曲（图 18-13）。

4. 高倍镜观察　固有层结构疏松，可见①子宫腺：高度加长、弯曲，上皮细胞体积增大、着色浅、核大、核仁明显。腺腔扩大，腔内有较多染成红色的分泌物。②基质细胞：体积增大，核大、椭圆形，胞质着色浅。③螺旋动脉：小动脉断面大为增加，弯曲呈窦样扩张的毛细血管充血并延伸达功能层浅层。

根据切片观察结合理论填写表 18-1。

表 18-1　子宫内膜各期结构特点

	增生期	分泌期	月经期
内膜厚度			
子宫腺			
基质细胞			
结缔组织			
螺旋动脉			

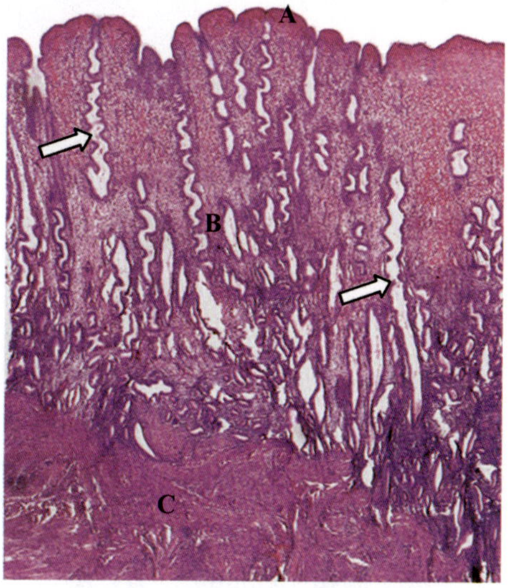

图 18-13　子宫（分泌期）（×40）

A. 上皮　B. 固有层　C. 肌层　⇨子宫腺

（五）子宫颈（cervix），HE 染色

1. 观察要点　皱襞、上皮、子宫颈腺。

2. 肉眼观察　标本为粉红色圆形组织块。

3. 低倍镜观察　由黏膜、肌层和外膜组成。黏膜形成许多高大而分支的皱襞（图 18-14），皱襞之间的裂隙形成腺样的隐窝（图 18-15）。黏膜由上皮和固有层构成。黏膜上皮为单层柱状上皮，固有层中可见许多子宫颈腺。在子宫颈外口处上皮突然由单层柱状上皮变为复层扁平上皮，并与阴道的上皮相连续（图 18-16）。

4. 高倍镜观察　上皮细胞呈高柱状，大部分是分泌黏液的分泌细胞。

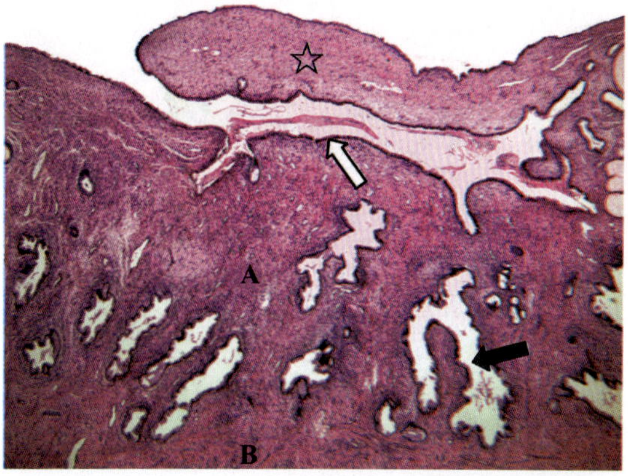

图 18-14　子宫颈（×100）

A. 黏膜　B. 肌层　☆皱襞　⇨上皮　➡子宫颈腺

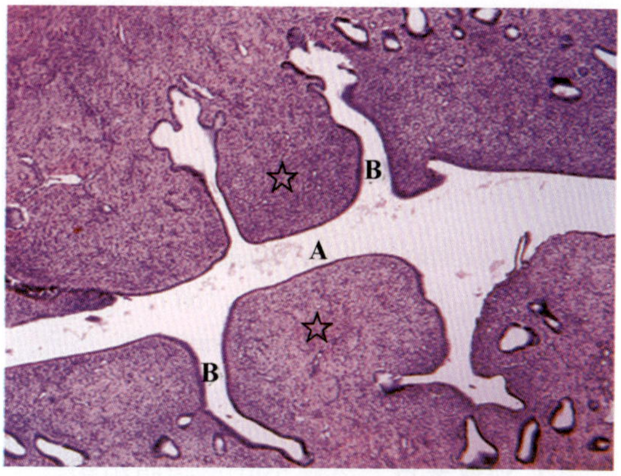

图 18-15　子宫颈（×100）

A. 宫颈管　B. 隐窝　☆皱襞

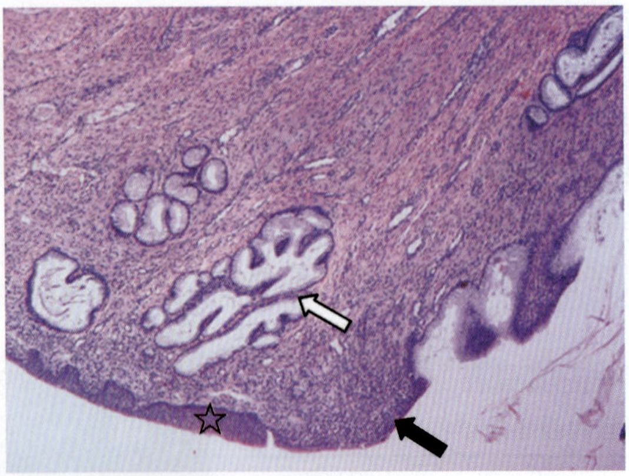

图 18-16　子宫颈（×100）

☆ 复层扁平上皮　⇨ 腺体　➡ 单层柱状上皮

（六）阴道（vagina），HE 染色

1. 观察要点　上皮。

2. 肉眼观察　标本一侧染色较深的一层是黏膜上皮。

3. 低倍镜观察　阴道壁由内向外分为黏膜、肌层和外膜。黏膜由上皮和固有层构成。上皮较厚，为未角化的复层扁平上皮（图 18-17）。固有层含有丰富的血管和弹性纤维。

4. 高倍镜观察　黏膜上皮排列紧密，浅层细胞染色较浅，呈空泡状（图 18-18）。这是由于在卵巢分泌的雌激素作用下，上皮细胞合成和聚集大量糖原，而糖原在 HE 染色切片中不着色所致。

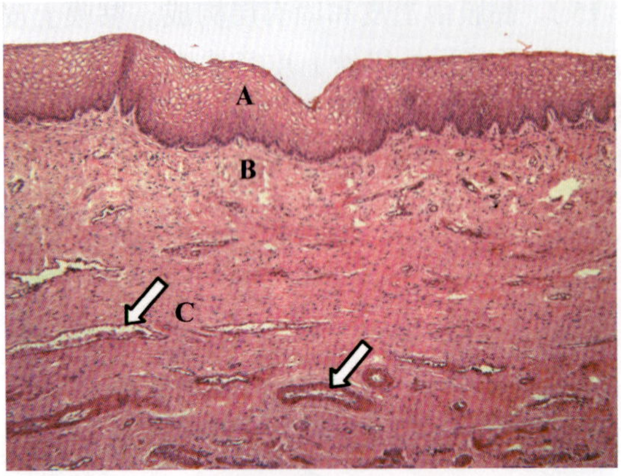

图 18-17　阴道（×100）

A. 上皮　B. 固有层　C. 肌层　⇨ 血管

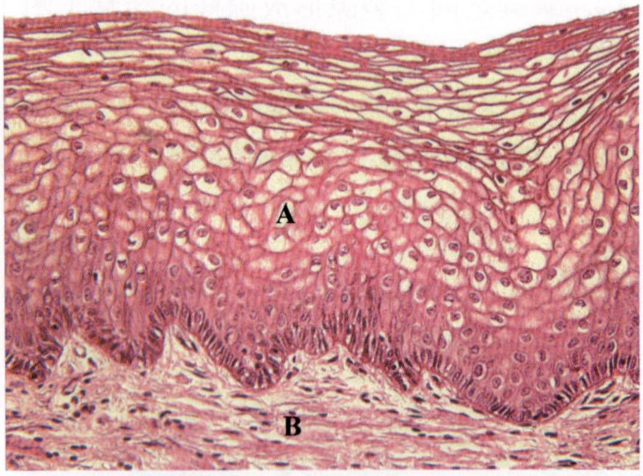

图 18-18　阴道（×400）

A. 上皮　B. 固有层

（七）乳腺（mammary gland）（静止期），HE 染色

1. 观察要点　乳腺小叶、脂肪组织。

2. 肉眼观察　标本为一片染为深浅不均的粉红色组织，其中散布一些紫蓝色小团块的结构，即为乳腺小叶所在的位置。

3. 低倍镜观察　静止期乳腺小叶较分散，范围小，呈孤岛状散在于结缔组织内。腺体不发达，仅见少量导管和萎缩状态的腺泡，脂肪组织和结缔组织极为丰富（图 18-19）。

4. 高倍镜观察　小叶内的腺泡很少而且小，腺腔不明显。导管的上皮类型及细胞层数，视管腔大小而定，可为单层或为复层。胶原纤维粗大，可见成群的脂肪细胞。

（八）乳腺（mammary gland）（分泌期），HE 染色

1. 观察要点　乳腺小叶、小叶间导管。

2. 肉眼观察　标本为一片染为粉红色组织。

3. 低倍镜观察　腺体发达，结缔组织和脂肪组织相对减少（图 18-20）。小叶内腺泡增多、变大，导管少。小叶间有较大的小叶间导管、小血管等。

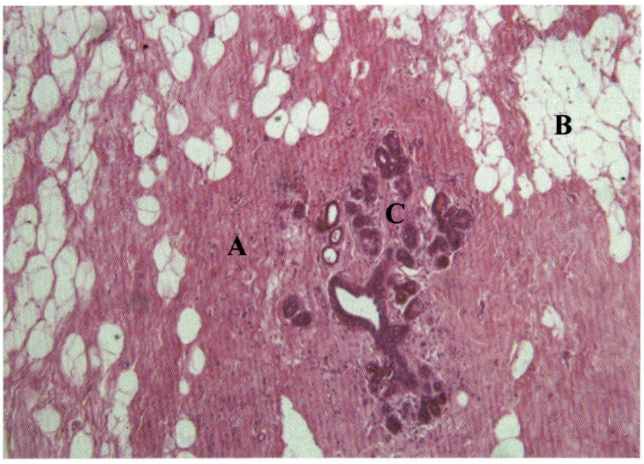

图 18-19　乳腺（静止期）（×100）
A. 结缔组织 B. 脂肪组织 C. 乳腺小叶

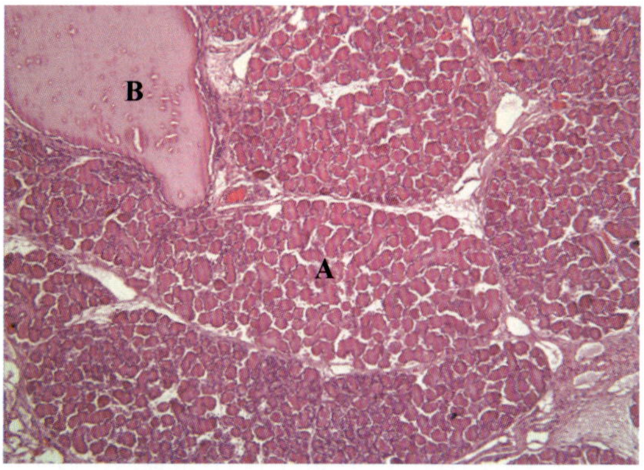

图 18-20　乳腺（分泌期）（×100）
A. 乳腺小叶 B. 小叶间导管

4. 高倍镜观察　腺泡大小不等，上皮高低不一，为单层立方或单层柱状上皮，部分上皮细胞的胞质内出现空泡，是细胞内所含脂滴被溶解所致。腺泡内有不等量的乳汁，染成红色。小叶间导管由单层柱状或复层柱状上皮构成。

【复习思考】

1. 从原始卵泡发育到成熟卵泡，其组织结构发生了哪些变化？
2. 试述黄体的形成、结构特点、功能及转归。
3. 试述子宫壁底（体）部的组织结构。
4. 子宫内膜哪些结构明显地参与月经周期的变化？

【单元自测】

（李娟娟）

自测题和参考答案

第十九章　人体胚胎学总论
（General Embryology）

胚胎学的研究始于受精卵的形成，终于新个体的诞生，历时约 266 天（38 周）。胚胎的发育分为胚前期、胚期和胎期三个时期。从受精至第 2 周末为胚前期，从第 3 周至第 8 周末为胚期，从第 9 周至出生为胎期。从胚前期到胚期，受精卵发育为初具人形的胎儿，是整个胚胎发育的关健时期，包括受精、卵裂、胚泡形成、胚层形成及其分化和胚胎外形的发育。

【学习目标】

1. 通过观察胚胎发生的模型和参观陈列室，加深对人体胚胎早期发生过程的理解。
2. 通过观察足月胎盘，进一步理解胎盘的结构。
3. 通过示教，理解蜕膜、胎膜的位置和结构。
4. 能使用胚胎早期发育模型说明颜面的形成过程，解释颜面常见畸形的原因。

【关　键　词】

受精；卵裂；桑葚胚；胚泡；植入；胚盘；胎盘

【学习内容】

一、观察标本

（一）受精卵及胚泡形成（模型）

观察要点：

（1）受精卵（fertilized ovum）：精子和卵细胞已结合形成受精卵，体积大的为受精卵，体积小的细胞为三个极体（图 19-1）。

（2）卵裂球（blastomere）：于受精后 30 小时，受精卵已卵裂为两个卵裂球（图 19-2）。

（3）桑葚胚（morula）：于受精后 3 天，卵裂球达 12～16 个，形成实心的细胞团（图 19-3）。

（4）胚泡（blastocyst）：于受精后 4 天，卵裂球已达 100 多个，卵裂球间的小间隙汇合成一个较大的腔，受精卵发育为囊泡状，称为胚泡。胚泡周围扁平的细胞为滋养层，中央的腔为胚泡腔，胚泡腔一侧的细胞团称内细胞团或内细胞群（图 19-4）。

（二）二胚层胚盘及相关结构的形成（模型）

观察要点：

（1）二胚层胚盘形成：约受精后 8 天，内细胞团形成位于上方的柱状细胞和位于下方的立方形细胞，分别称为上胚层和下胚层，上、下胚层相贴形成二胚层胚盘（图 19-5）。

（2）羊膜腔、卵黄囊形成：上胚层与滋养层间形成羊膜腔，下胚层细胞向腹侧生长围成卵黄囊（图 19-6）。

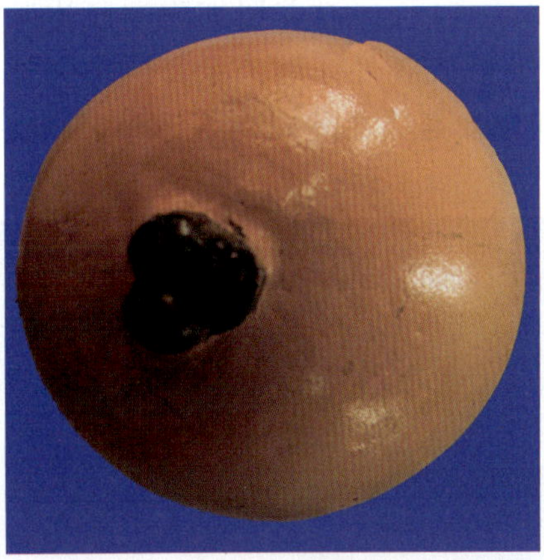

图 19-1　受精卵

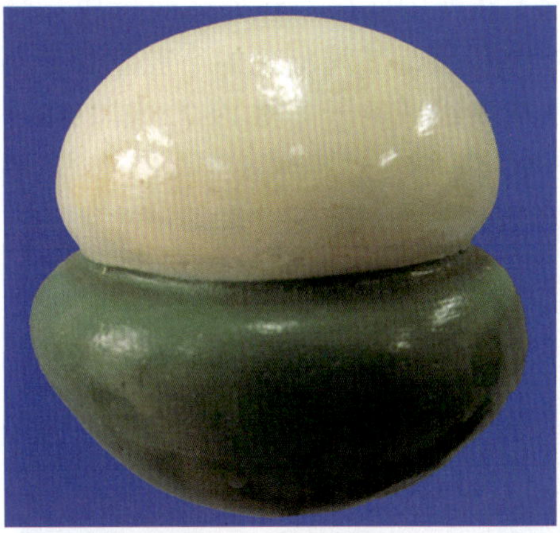

图 19-2　卵裂球

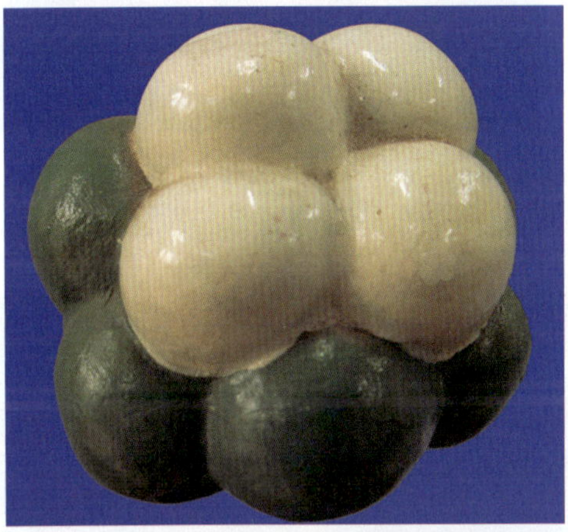

图 19-3　桑葚胚

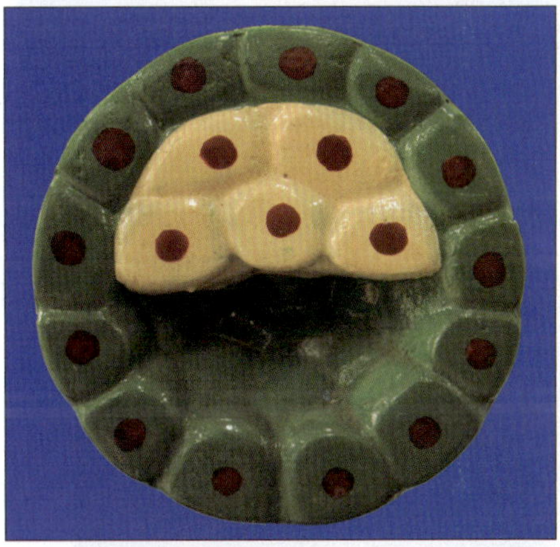

图 19-4　胚泡

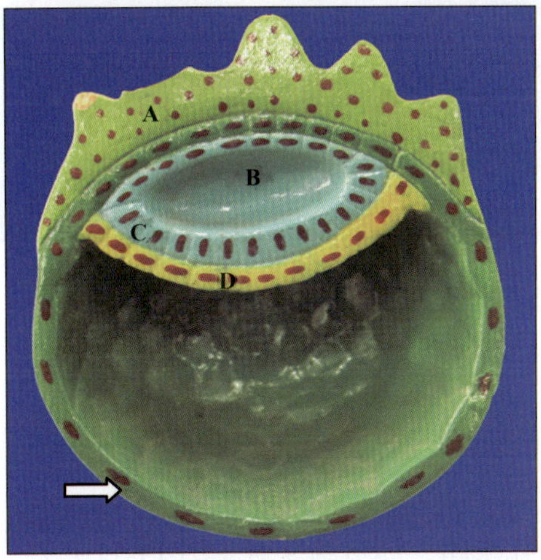

图 19-5　受精 8 天

A. 合体滋养层　B. 羊膜腔　C. 上胚层　D. 下胚层

⇨细胞滋养层

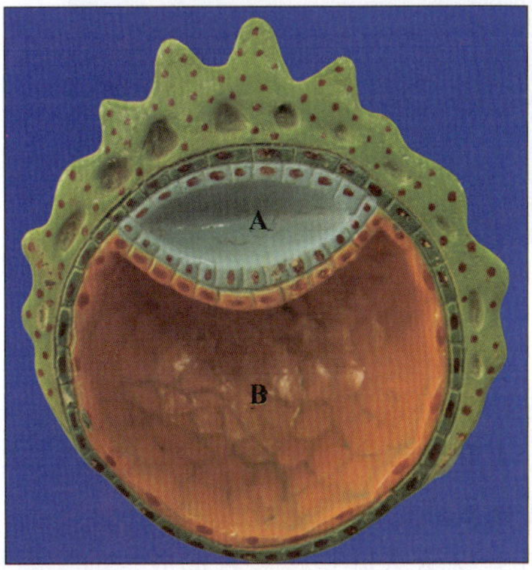

图 19-6　受精 9 天

A. 羊膜腔　B. 卵黄囊

（3）初级绒毛干形成：滋养层细胞发育为内侧的细胞滋养层和外侧的合体滋养层，合体滋养层间出现小的滋养层陷窝。

（4）胚外中胚层、胚外体腔形成：受精后 11～14 天，滋养层细胞向胚泡腔增殖形成胚外中胚层，其间出现的小腔隙相互融合扩大形成胚外体腔，滋养层与胚外中胚层共同形成次级绒毛干（图 19-7，图 19-8）。胚体与滋养层之间相连的胚外中胚层称体蒂（图 19-9，图 19-10）。

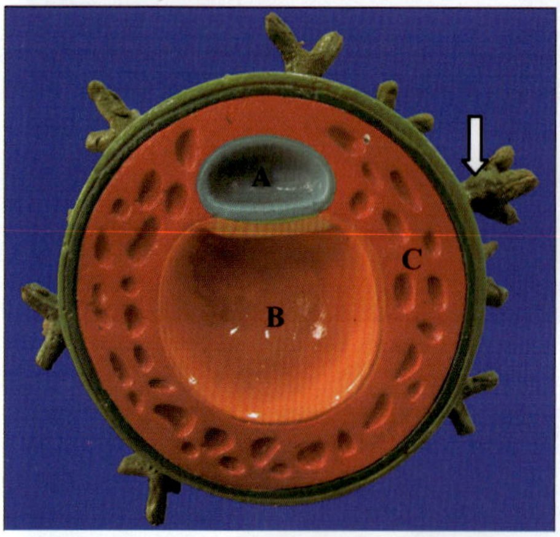

图 19-7 受精 11 天

A. 羊膜腔 B. 卵黄囊 C. 胚外中胚层 ⇨次级绒毛干

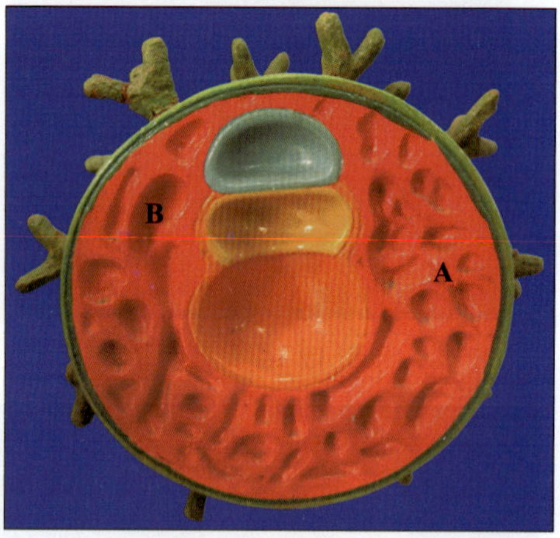

图 19-8 受精 12 天

A. 胚外中胚层 B. 胚外体腔

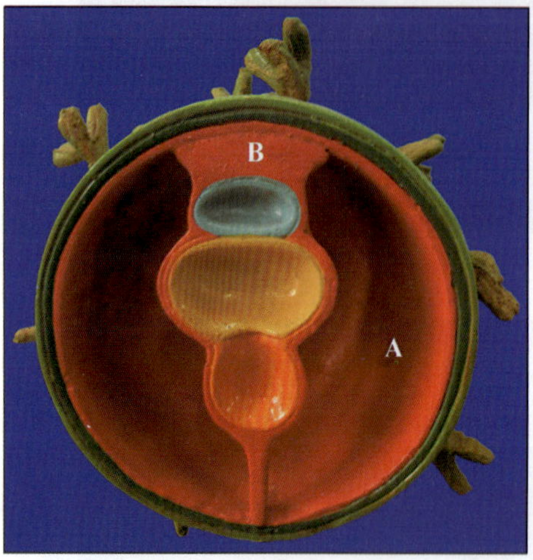

图 19-9 受精 13 天

A. 胚外体腔 B. 体蒂

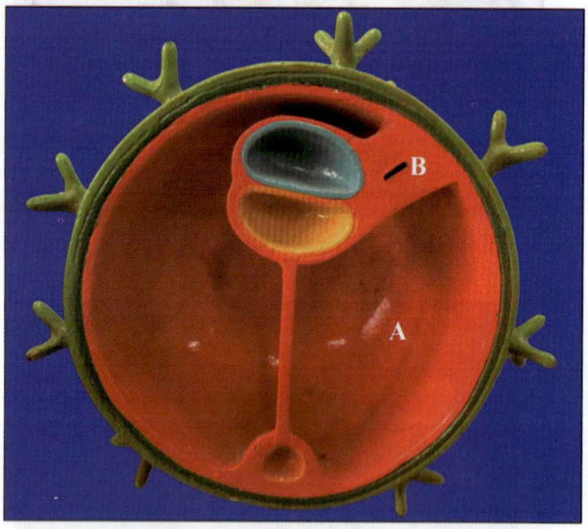

图 19-10 受精 14 天

A. 胚外体腔 B. 体蒂

（三）人胚发育各期特征

1. 人胚模型

观察要点：

（1）22 天人胚：神经管形成，前、后神经孔未闭，体节约 9 对（图 19-11）。

（2）24 天人胚：胚体头端和尾端已向腹侧卷折，体节约 16 对（图 19-12）。

（3）28 天人胚：胚体形如弓状，体节 29-30 对，前、后神经孔已完全闭合，眼、耳、鼻原基出现，脐带形成（图 19-13）。

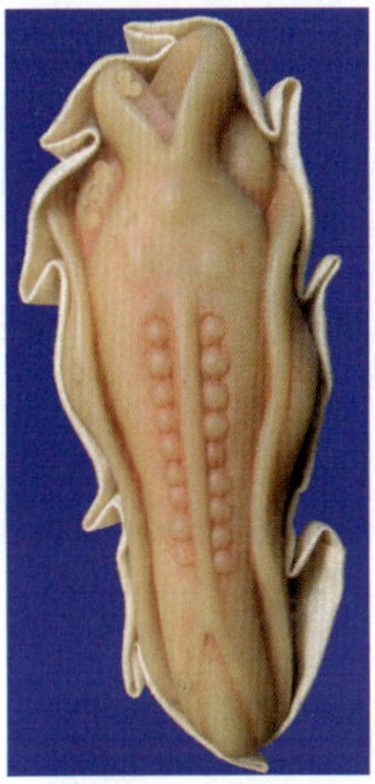

图 19-11　22 天人胚
（背面观）

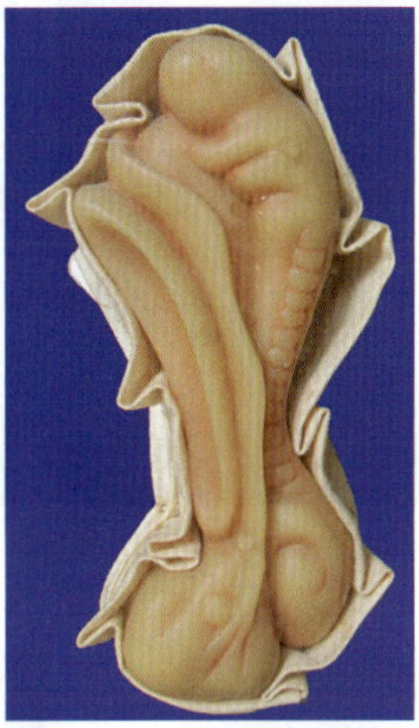

图 19-12　24 天人胚
（右侧观）

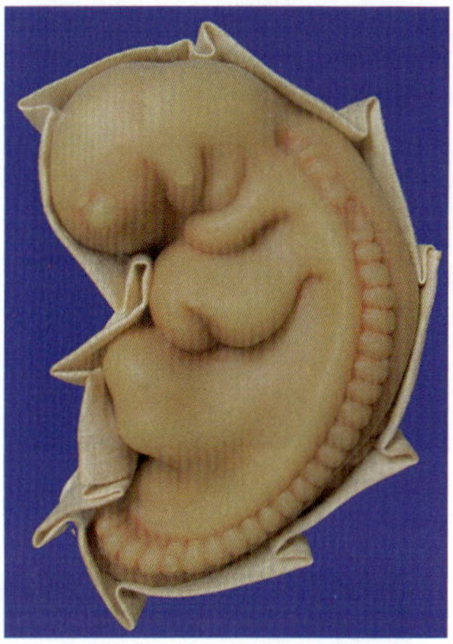

图 19-13　28 天人胚
（左侧观）

（4）35 天人胚：5 对鳃弓明显，肢芽出现，心突明显（图 19-14）。

（5）42 天人胚：颜面开始形成，肢芽分 2 节，手部呈蹼状（图 19-15）。

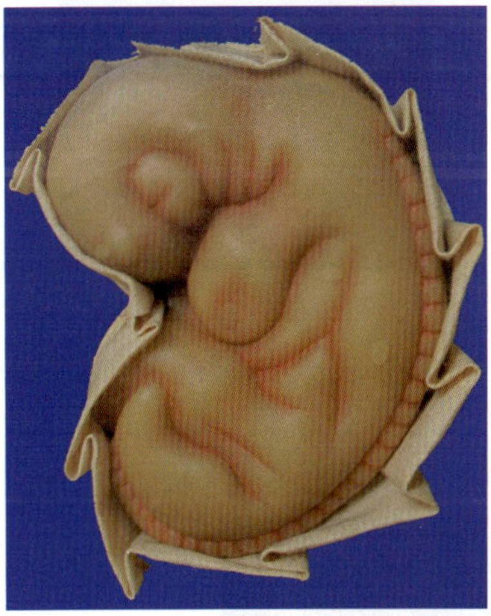

图 19-14　35 天人胚
（左侧观）

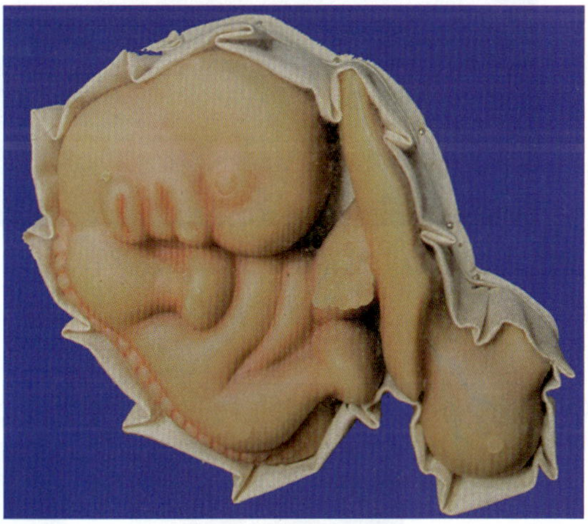

图 19-15　42 天人胚
（右侧观）

2. 人胚标本

观察要点：

（1）6 周：眼已出现，肢芽分 2 节，足板、心突明显，耳廓突出现（图 19-16）。

（2）7 周：上、下肢芽已分化，手、足板已现指（趾）沟，颜面形成（图 19-17）。

（3）8 周：初具人形，手指足趾明显，眼睑出现，耳廓形成，外阴性别尚不能分辨，脐疝明显（图 19-18）。

（4）9 周：眼睑闭合，性别不可辨（图 19-19）。

（5）10 周：肠袢退回腹腔，指甲开始发生（图 19-20）。

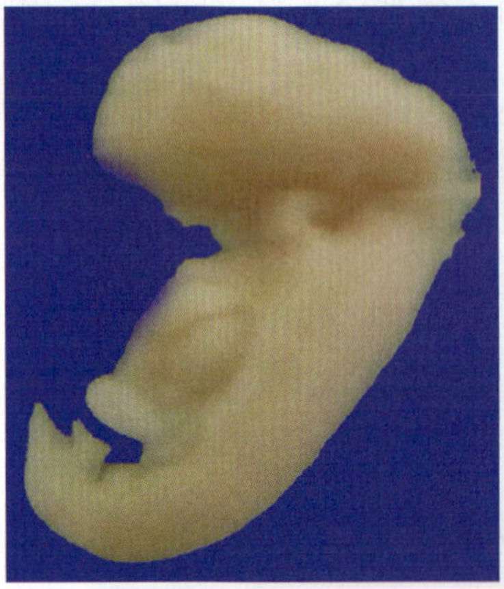

图 19-16　6 周人胚

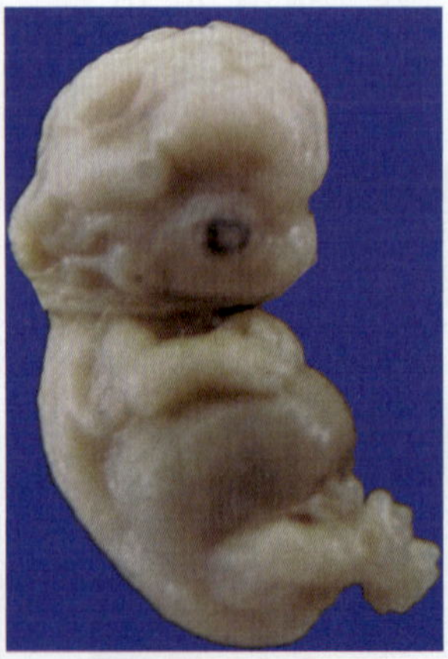

图 19-17　7 周人胚

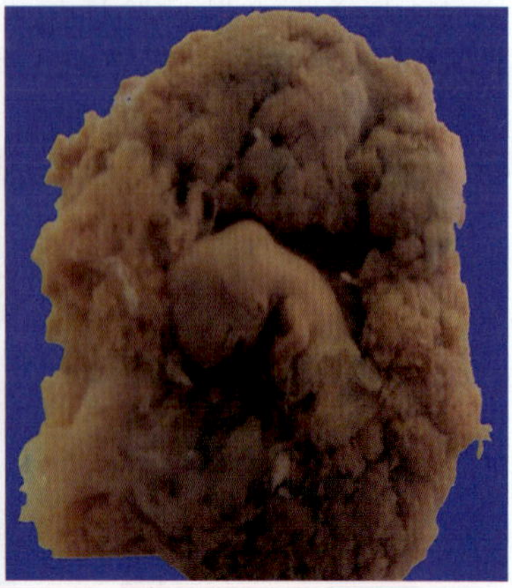

图 19-18　8 周人胚

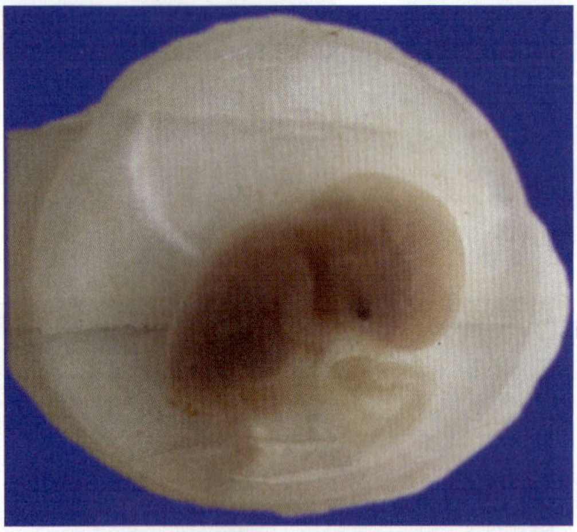

图 19-19　9 周人胚

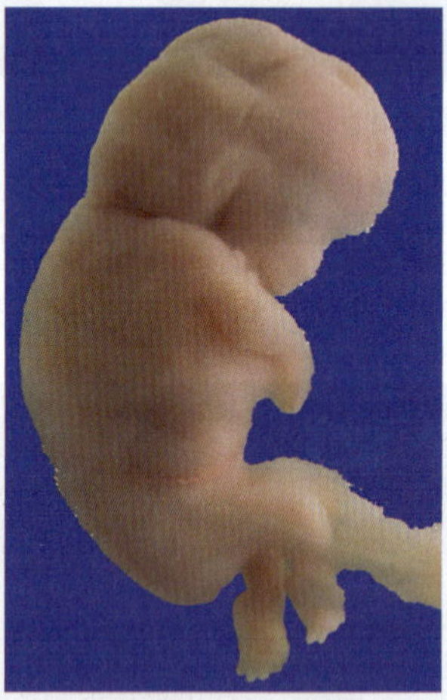

图 19-20　10 周人胚

（6）三个月：胎儿身长约 9 厘米，体重 45 克，胎头较大，颈明显，可辨性别（图 19-21）。

（7）四个月：胎儿身长约 14 厘米，体重约 200 克，耳廓伸出（图 19-22）。

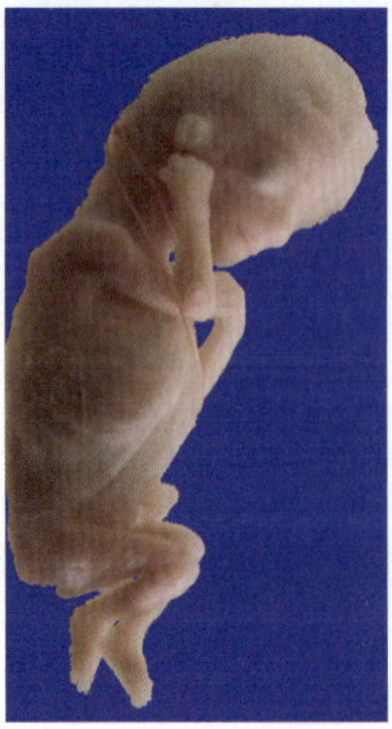

图 19-21　三个月人胚

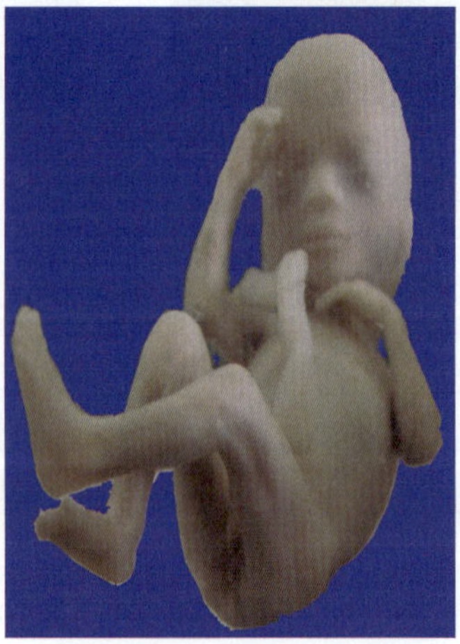

图 19-22　四个月人胚

（8）五个月：胎儿身长约 19 厘米，体重 300 克，胎毛分布全身，内脏器官渐下降，母体可觉胎动（图 19-23）。

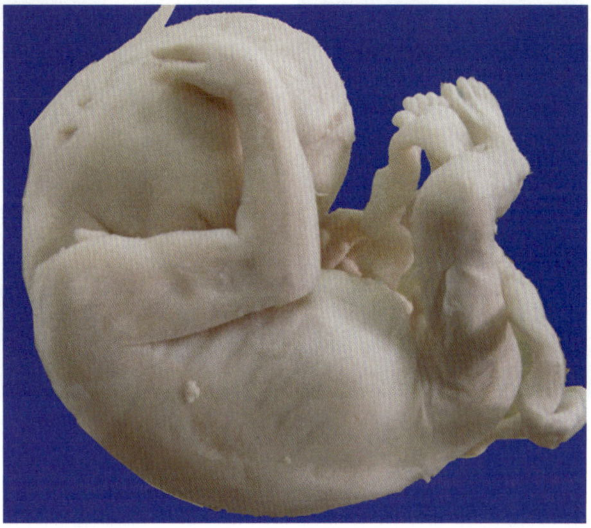

图 19-23　五个月人胚

（9）六个月：胎儿身长约 23 厘米，体重 800 克，指甲全出现，皮肤红，有皱纹（图 19-24）。

（10）七个月：胎儿身长约 27 厘米，体重 1300 克，眼睑打开，眉毛、睫毛、头发出现，各器官系统已近成熟（图 19-25）。

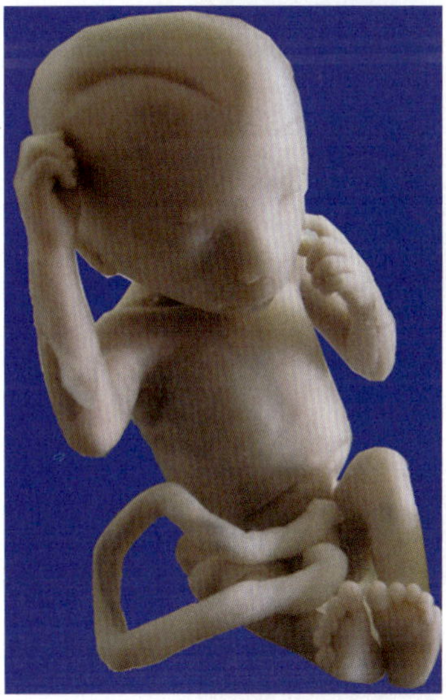

图 19-24　六个月人胚

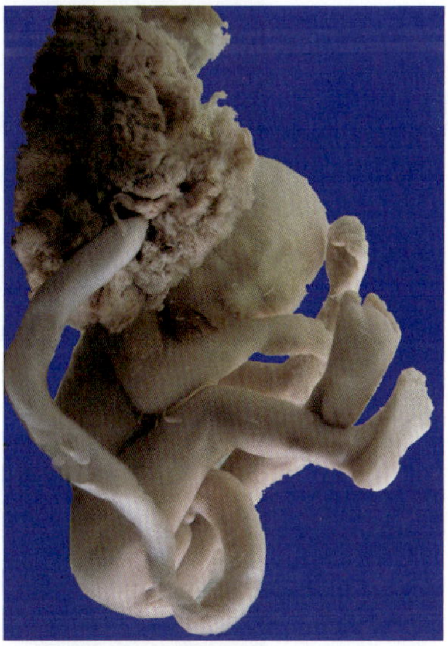

图 19-25　七个月人胚

（11）八个月：胎儿身长约 30 厘米，体重 2100 克，皮下脂肪增多，指甲平指尖，皮肤光滑，睾丸已降阴囊（图 19-26）。

（12）足月胎儿：胎儿身长约 36 厘米，体重 3000 克左右，胸廓膨隆，皮肤浅红，四肢活力强（图 19-27）。

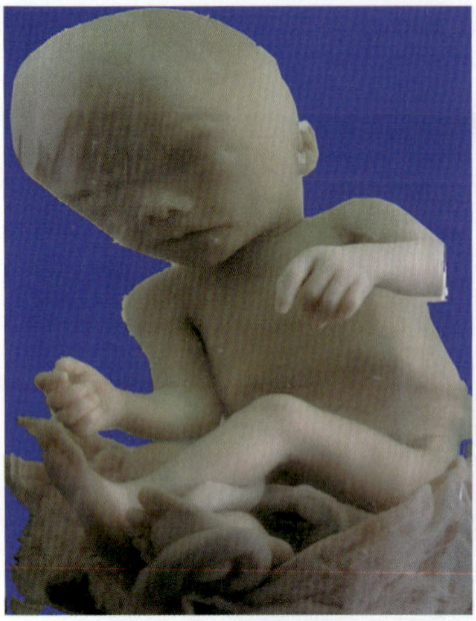

图 19-26　八个月人胚

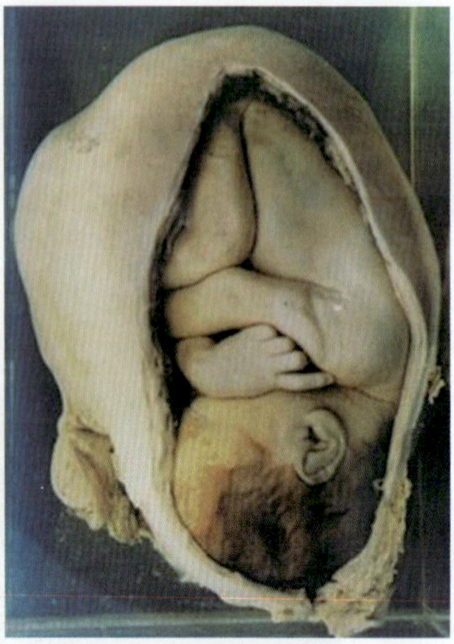

图 19-27　足月胎儿

二、示教标本——胎盘

足月胎盘呈圆盘状，直径 15～20 厘米，厚约 2.5 厘米，重约 500 克。胎儿面光滑，被覆羊膜，近中央有脐带附着，透过羊膜可见脐血管分支（图 19-28）；母体面粗糙，胎盘小叶分界明显（图 19-29）。

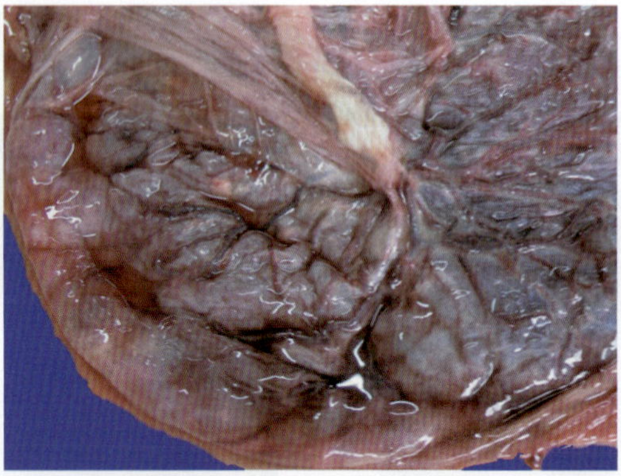

图 19-28　足月胎盘胎儿面

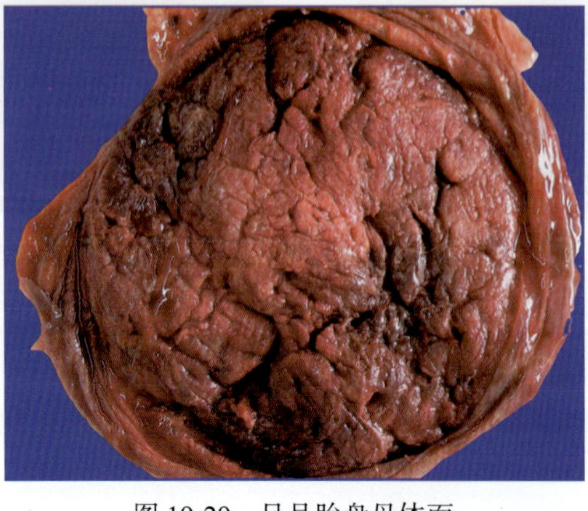

图 19-29　足月胎盘母体面

【复习思考】

1. 试述受精的时间、地点、条件、过程及意义。
2. 试述胚泡的形成过程及结构特点。
3. 试述植入的时间、地点、过程、条件及异常情况。
4. 试述受精第 2～3 周内细胞群发育情况及三胚层的分化。
5. 试述胎膜和胎盘的组成、结构与功能。

【单元自测】

（郭　琨）

自测题和参考答案

附录　组织学与胚胎学实习切片一览表

章节	片号	染色	观察、示教内容
第一章 绪论	No.32	HE	神经细胞
	No.2	硝酸银染色	高尔基复合体（脊神经节）
	No.3	PAS 反应	肝糖原
第二章 上皮组织	No.76	HE	单层扁平上皮、单层立方上皮
	No.8	HE	单层柱状上皮
	No.66	HE	假复层纤毛柱状上皮
	No.9	HE	未角化复层扁平上皮
	No.71	HE	角化复层扁平上皮
	No.6	镀银染色	单层扁平上皮
	No.26	HE	变移上皮（空虚状态）
	附 No.26	HE	变移上皮（充盈状态）
第三章 结缔组织	No.17	Verhoeff 染色，HE 复染	疏松结缔组织（铺片）
	No.18	HE	疏松结缔组织（切片）
	N0.71	HE	不规则的致密结缔组织、脂肪组织
	No.4	硝酸银染色	网状纤维
	No.5	HE	浆细胞
第四章 软骨和骨	No.66	HE	透明软骨
	No.22	硝酸银染色	骨干骨密质
	No.7	HE	软骨内成骨
第五章 血液	No.13	瑞氏染色	血涂片
	附 No.13	煌焦油蓝染色	网织红细胞
第六章 肌组织	No.27	HE	骨骼肌
	No.44	HE	心肌（羊）
	No.30	碘酸钠苏木精染色	心肌（猴）
	No.54	HE	平滑肌
第七章 神经组织	No.1	HE	神经元
	No.31	HE	有髓神经纤维
	No.41	HE	无髓神经纤维

续表

章节	片号	染色	观察、示教内容
第七章 神经组织	No.39	中性卡红染色	神经元分离标本
	No.35	硫堇染色	尼氏体
	No.38	硝酸银染色	神经原纤维
	No.12	锇酸染色	髓鞘
	No.34	氯化金染色	运动神经末梢——运动终板
	No.71	HE	环层小体、触觉小体
第八章 皮肤	No.71	HE	指皮
	No.72	HE	头皮
第九章 循环系统	No.44	HE	心壁
	No.42	HE	大动脉
	No.41	HE	中、小动脉，中、小静脉，微动、静脉，毛细血管
	No.15	特染	大动脉
	No.24	特染	中动脉
第十章 免疫系统	No.45	HE	淋巴结
	No.46	HE	脾
	No.47	HE	胸腺
	No.48	HE	腭扁桃体
第十一章 消化管	No.9	HE	食管
	No.53	HE	胃
	No.54	HE	十二指肠
	No.55	HE	空肠
	No.56	HE	回肠
	No.14	HE	食管 - 胃交界
	No.15	HE	胃 - 十二指肠交界
	No.58	HE	帕内特细胞
	No.57	HE	结肠
	No.75	HE	阑尾
	No.95	HE	胃肠内分泌细胞
第十二章 消化腺	No.64	HE	下颌下腺
	No.62	HE	胰腺

续表

章节	片号	染色	观察、示教内容
第十二章 消化腺	No.60	HE	肝（猪）
	No.59	HE	肝（人）
	No.19	HE	腮腺
	No.50	HE	舌下腺
	No.21	镀银染色	胆小管
第十三章 呼吸系统	No.66	HE	气管
	No.67	HE	肺
第十四章 泌尿系统	No.76	HE	肾
	No.77	肾血管灌注	肾血管
	No.78	HE	输尿管
	No.26	HE	膀胱
第十五章 眼	No.97	HE	眼球壁
第十六章 内分泌系统	No.92	HE	甲状腺、甲状旁腺
	No.93	HE	肾上腺
	No.91	HE	垂体
	No.94	硝酸银染色	甲状腺滤泡旁细胞
	No.10	特染	垂体远侧部细胞
第十七章 男性生殖系统	No.81	HE	睾丸、附睾
	No.85	HE	前列腺
第十八章 女性生殖系统	No.84	HE	卵巢
	No.86	HE	子宫（增生期）
	No.87	HE	子宫（分泌期）
	附 No.87	HE	子宫（月经期）
	No.90	HE	输卵管
	No.88	HE	子宫颈
	No.89	HE	乳腺（静止期）
	附 No.89	HE	乳腺（分泌期）

（吴春云）